Horak, Janz, Bachmann-Schrittesser

Präzise Pflegediagnostik und Edukation im Simulationstraining

Melitta Horak, Rudolf Janz, Bettina Bachmann-Schrittesser

Präzise Pflegediagnostik und Edukation im Simulationstraining

Neue didaktische Methoden für den Kompetenzaufbau in Lehre und Praxis

Unter Mitarbeit von Katrin Knes

facultas

Die Autor:innen

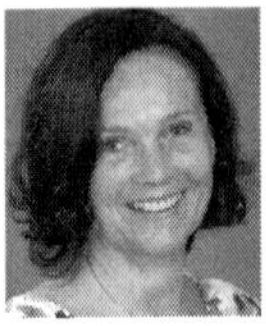

Prof.in (FH) Melitta Horak, BSc MSc
DGKP, Advanced Practice Nurse, Integrierte Versorgungsmanagerin, Zertifizierte Case Managerin, Expertin für Pflegediagnostik sowie Familien- und Patient:innenedukation, Hochschullehrende an der FH Kärnten

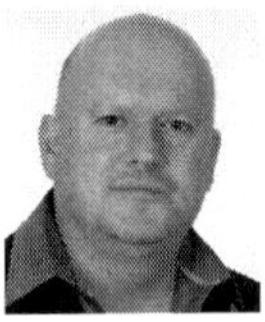

Rudolf Janz, M.Ed.
DGKP mit Zusatzausbildung Anästhesie und Intensivpflege, Mitgründer der Med-STA GmbH, Hochschullehrender an der FH Kärnten mit Schwerpunkt auf simulationsbasierten Trainings zur Patient:innensicherheit und Teamarbeit

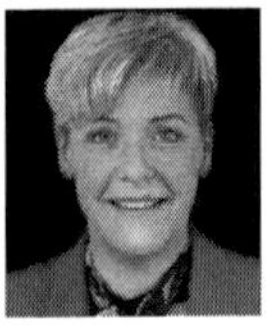

Bettina Bachmann-Schrittesser, BA
DGKP, Expertin für Pflegediagnostik, Zertifizierte Schmerzmanagerin, Bachelor in Gesundheits- und Pflegemanagement für Führungsaufgaben, Hochschullehrende an der FH Kärnten

Eine geschlechtergerechte Schreibweise wird in diesem Buch vorwiegend durch die Verwendung der Schreibung mit Doppelpunkt : realisiert. Ist eine korrekte, alle Endungen berücksichtigende Schreibung auf diese Weise nicht möglich oder erfordert sie Ergänzungen, die den Lesefluss hemmen, so wird – stellvertretend für alle Geschlechter – die weibliche Form gewählt.

Bibliografische Information der Deutschen Nationalbibliothek
Die Deutsche Nationalbibliothek verzeichnet diese Publikation in der Deutschen Nationalbibliografie; detaillierte bibliografische Daten sind im Internet über http://dnb.dnb.de abrufbar.

1. Auflage 2026

facultas Verlag, A-1050 Wien
www.facultas.at, office@facultas.at
Satz: Florian Spielauer, Wien
Umschlagbild: © franckreporter, istockphoto.com
Lektorat: Laura Hödl, Wien
Druck: Facultas Verlags- und Buchhandels AG
Printed in Austria
ISBN 978-3-7089-2526-4
E-ISBN 978-3-99180-026-2

Inhalt

Vorwort **9**

Teil 1
Grundlagen des Simulationstrainings 11

1 Methoden und Anforderungen zur praktischen Wissensvermittlung durch das Simulationstraining in der pflegerischen Ausbildung **13**

1.1 Das Skills-Lab-Konzept 13
1.2 Lernphasen im Skills Training 15
1.3 Das Konzept des Cognitive Apprenticeship 16
1.4 Anforderungen an Lehrende im Skills Lab 17

2 Entwicklung des Simulationstrainings **19**

2.1 Historische Meilensteine 19
2.2 Effekte von Simulationstrainings 20
2.3 Moderne Einsatzbereiche der Simulation 21

3 Simulation als Lehr- und Lernmethode **24**

3.1 Bedeutung der Simulation in der Ausbildung der Gesundheits- und Krankenpflege 24
3.2 Aktuelle Forschungsergebnisse 25
3.3 Grundlagen und Strukturen für Simulationstrainings 26
3.4 Förderung des Theorie-Praxis-Transfers 27

4 Planung und Ablauf eines Simulationstrainings **29**

4.1 Szenarioplanung 30
4.2 Auswahl und Vorbereitung der Teilnehmenden und die Vorbereitung der Lernumgebung 31
4.3 Die Rollen der Akteur:innen in einem Simulationstraining 32
4.4 Grundlegender Aufbau eines Simulationstrainings 33
4.5 Das Debriefing nach dem Szenario 33

5 Der Einsatz von Schauspielpatient:innen in der Simulation **35**

5.1 Kommunikation als Lernziel 36
5.2 Rekrutierung und Auswahl 36
5.3 Schulung und Rollenvorbereitung 37
5.4 Vergütung und Finanzierung 38

6 **Debriefing im Simulationstraining** **40**
6.1 Bedeutung und Zielsetzung 40
6.2 Ablauf und Methoden 41
6.2.1 PEARLS-Modell 41
6.2.2 Plus-Delta-Methode 42
6.2.3 Advocacy-Inquiry-Methode 42
6.3 Dauer und Gliederung eines Debriefings 43
6.4 Rollen und Haltungen im Debriefing 43
6.5 Herausforderungen im Debriefing 43

7 **Evaluation von Simulationstrainings** **45**
7.1 Zielsetzungen der Evaluation 45
7.2 Evaluationsmodelle im Simulationstraining 46
7.3 Herausforderungen in der Evaluation 48
7.4 Integration in den Qualitätskreislauf von Organisationen 48

8 **Rechtliche und ethische Grundlagen im Simulationstraining** **50**
8.1 Datenschutz bei Simulationstrainings 50
8.2 Rechtliche und urheberrechtliche Rahmenbedingungen für den Einsatz von Simulation in der Ausbildung (Österreich) 51
8.3 Ethische Aspekte und psychologische Sicherheit im Simulationstraining 52
8.4 Ethische Verantwortung der Lehrenden 53

9 **Zukünftige Entwicklungen und Trends in der Simulation** **55**
9.1 Technologische Innovationen 55
9.2 Pädagogische Entwicklungen 56
9.3 Herausforderungen und Chancen für die Zukunft 56

Literaturverzeichnis für Teil 1 .... **58**

Teil 2
Präzise Diagnostik im Kontext von Simulationen **61**

1 **Fallarbeit im Rahmen der Pflegediagnostik als Instrument der Professionalisierung** **63**
1.1 Historischer Rückblick auf die Entwicklung von Fallarbeit in Zusammenhang mit Pflegediagnostik 64
1.2 Entwicklung des Pflegeprozesses und der Pflegediagnostik in Österreich 64

2 **Komplexität in Fallsituationen** 67
2.1 Bestimmung eines komplexen Falles 67
2.2 Komplexität und Faktoren einer komplexen Fallsituation 68
2.3 Komplexität und Kompetenzerwerb 69

3 **Fallarbeit – Formen und Erläuterungen** 72
3.1 Reflexive Fallarbeit – theoretische Fundierung 73
3.2 Ethische Fallbesprechung – theoretische Fundierung 74
3.3 Interpretative Fallarbeit – theoretische Fundierung 76
3.3.1 Methodologie der interpretativen Fallarbeit – Hermeneutik 77
3.3.2 Wege des Verstehens in der interpretativen Fallarbeit 81

4 **Der Weg zur präzisen Diagnostik durch interpretative Fallarbeit** 86
4.1 Kompetenzerwerb Critical Thinking 86
4.2 Klinische Entscheidungsfindung im Rahmen der präzisen Diagnostik 87
4.3 Concept-Map-Erstellung zur Visualisierung der klinischen Entscheidungsfindung 89
4.3.1 Erster Schritt: Erfassen von Daten, Informationen und Reaktionen 89
4.3.2 Zweiter Schritt: Erkennen und Hinterfragen der Bedeutung – Erkennen von Mustern, Zusammenhängen und gegenseitigen Beeinflussungen 92
4.3.3 Dritter Schritt: Ableitung von Gesundheitsproblemen/-zuständen und Lebensprozessen 94
4.4 Ableitung der am höchsten zu priorisierenden Pflegediagnose – präzise Diagnostik 96
4.5 Priorisierung der abgeleiteten Pflegediagnosen 97
4.6 Ausformulierung der höchst zu priorisierenden Pflegediagnose 98
4.7 Ableitung von Zielen und Interventionen 99

5 **Schritte der Fallbearbeitung – interpretative Fallarbeit mit präziser Diagnostik** 101
5.1 Beschreibung einer Fallsituation 101
5.2 Erstellung einer Concept Map 102
5.3 Mögliche abgeleitete Pflegediagnosen 103
5.4 Am höchsten priorisierte Pflegediagnose 105
5.5 Geplante Pflegeziele 106
5.6 Geplante Pflegeinterventionen 106

6 **Simulationstraining mit interpretativer Fallarbeit und präziser Diagnostik** 109
6.1 Vorbereitung der Fallbeschreibung für das Simulationstraining 109
6.2 Vorbereitungen im Simulationsraum 110
6.3 Vorbereitung auf das Simulationstraining 111
6.4 Umsetzung der Simulation – Ablauf der Fallbesprechung 111
6.5 Vorbereitung und Rollen in der Beobachtungsgruppe 112
6.6 Durchführung des Debriefing 112

Teil 3

Familien- und Patientenedukation im Kontext von Simulationen 115

1 Familien- und Patientenedukation im Berufsfeld der Pflege 117

1.1 Bedeutung und Methoden der Familien- und Patientenedukation als pflegerische Intervention im Rahmen der Prävention und Gesundheitsförderung 119

1.1.1 Prävention – das zugrundeliegende Risikofaktorenmodell 119

1.1.2 Gesundheitsförderung – das zugrundeliegende Modell der Salutogenese 121

2 Methode der Informationsvermittlung 127

2.1 Theoretische Grundlagen der Wissensvermittlung 127

2.2 Aufbereitung von Informationsmaterialien 128

2.3 Ablauf eines qualitätsgesicherten Informationsgespräches 129

3 Methode der Schulung und Anleitung 132

3.1 Theoretische Grundlagen von Schulung und Anleitung 133

3.2 Ablauf einer qualitätsgesicherten Schulungssequenz – Mikroschulung 134

4 Methode der Beratung 138

4.1 Theoretische Fundierung von Beratung 139

4.2 Das Beratungskonzept Motivational Interviewing 140

4.2.1 Basiskommunikationstechniken der Motivierenden Gesprächsführung 141

4.2.2 Komplexe Techniken der Kommunikation 144

4.2.3 Zentrale Prozesse des MI 145

4.2.4 Der Spirit des MI – Grundhaltungen 147

4.2.5 Ablauf einer qualitätsgesicherten Durchführung des Motivational Interviewing 149

5 Simulationstraining im Rahmen der Familien- und Patientenedukation 153

5.1 Vorbereitung und Durchführung der Simulation 158

5.2 Rolle der Beobachter:innen 158

5.3 Struktur und didaktische Verortung des Debriefings im Simulationssetting der FH Kärnten 159

Literaturverzeichnis für Teil 2 und 3 161

Nachwort 167

Vorwort

Die Qualitätssicherung unseres pflegerischen Handelns und der Umgang mit komplexen Fallsituationen in der Praxis gewinnen gerade in diesen herausfordernden Zeiten, die durch den Mangel an qualifiziertem Pflegepersonal und immer schneller werdende Versorgungsprozesse im Gesundheits- und Sozialsystem geprägt sind, immer mehr an Bedeutung. Eine qualitätsgesicherte, wissenschaftlich fundierte Umsetzung des Pflegeprozesses mit präziser Pflegediagnostik ist notwendig, um die Handlungssicherheit der Gesundheits- und Krankenpflegepersonen hinsichtlich der Verbesserung des Outcomes für die Individuen und Familien aufzuzeigen und auch zu gewährleisten. In diesem Zusammenhang sind auch Interventionen der Familien- und Patientenedukation im Rahmen von Prävention und Gesundheitsförderung essenziell. Mit dem gezielten Einsatz von Methoden der Familien- und Patientenedukation können diplomierte Gesundheits- und Krankenpflegepersonen Menschen begleiten und befähigen, ihre Herausforderungen immer besser selbst zu bewältigen, und Gesundheits- und Alltagskompetenz fördern.

Der diesbezügliche Kompetenzaufbau in Lehre und Praxis gestaltet sich jedoch herausfordernd. Deswegen müssen immer wieder neue didaktische Methoden entwickelt und laufend evaluiert werden. Das Simulationstraining, welches ursprünglich aus dem Notfallbereich kommt, zeigt sich als absolut geeignetes Tool, um in diesen Themenbereichen einen effizienten Kompetenzaufbau gewährleisten zu können. Die Verfasser:innen dieses Werkes haben diese Vorgehensweise, immer wieder auch angelehnt an Expert:innen aus diesem Feld, entwickelt und erprobt.

Nachfolgend werden diese neuen didaktischen Methoden aufgezeigt. Neben einer fundierten Auseinandersetzung mit der theoretischen Fundierung von Simulationstraining, präziser Pflegediagnostik sowie Familien- und Patientenedukation wird auch ein Einblick in die praktische Umsetzung für einen effizienten Kompetenzaufbau im Rahmen des Simulationstrainings gegeben.

Teil 1

Grundlagen des Simulationstrainings

Rudolf Janz

1 Methoden und Anforderungen zur praktischen Wissensvermittlung durch das Simulationstraining in der pflegerischen Ausbildung

Die nachfolgenden Kapitel gehen auf die Entstehung von Methoden und Anforderungen im Rahmen des Simulationstrainings zur praktischen Vermittlung von Wissen auf Anwendungsebene ein. Zuerst wird jedoch für ein umfassendes Verständnis der Gesamtthematik das Skills-Lab-Konzept für das reine Erlernen von Fertigkeiten erklärt und erst anschließend umfassend auf das Simulationstraining eingegangen. Die Vermittlung praktischer Fertigkeiten war immer schon ein zentraler Bestandteil der Ausbildung von Gesundheits- und Krankenpflegepersonen. Skills Labs („Fertigkeitenlabore") stellen hierbei eine etablierte Methode dar, um pflegerische Kompetenzen unter kontrollierten Bedingungen erlernen und festigen zu können.

1.1 Das Skills-Lab-Konzept

Ein Skills Lab ist ein speziell ausgestatteter Lernraum, in dem Auszubildende praktische Fertigkeiten in einer realitätsnahen, aber risikoarmen geschützten Umgebung trainieren können. Voraussetzung für die Teilnahme ist in der Regel, dass die entsprechenden theoretischen Grundlagen bereits vermittelt wurden. Durch den Einsatz von Pflegephantomen, Trainingsmodellen, Demonstrationsmaterialien und digitalen Anwendungen – bis hin zu virtueller Realität – werden praxisrelevante Szenarien nachgebildet. Ziel ist die Verknüpfung von theoretischem Wissen mit praktischen Fertigkeiten, um die Handlungskompetenz und Patientensicherheit zu fördern. Skills Labs ermöglichen das wiederholte, angeleitete Üben von Pflegehandlungen, medizinischen Verfahren und technischen Fertigkeiten. Hierbei kann der Einsatz standardisierter Schauspielpatient:innen bei ausgewählten Teilaspekten, wie beispielsweise der Venenpunktion mithilfe von Punktionspads, die Realitätsnähe erhöhen. Diese Übungsumgebung erlaubt eine kontinuierliche Kompetenzentwicklung und unterstützt den Transfer in den klinischen Alltag. Ein wesentlicher Vorteil von Skills Labs liegt in der Möglichkeit des interprofessionellen Lernens. Studierende verschiedener Gesundheitsberufe – wie der Gesundheits- und Krankenpflege, Medizin oder Physiotherapie – trainieren gemeinsam, tauschen fachliche Perspektiven aus und entwickeln ein besseres Verständnis für die jeweiligen Rollen im Versorgungsteam. Dies fördert die interdisziplinäre Kommunikation und Zusammenarbeit (Peter-Bruckmann-Schule, 2023). Das Skills Lab bietet eine sichere Lernumgebung, in der Fehler ohne Risiko für Patient:innen gemacht und analysiert werden können. Durch das gezielte Einüben sicherheitsrelevanter Handlungsabläufe und Notfallsituationen wird die Patientensicherheit gestärkt. Moderne Skills Labs sind mit zeitgemäßer Simulationstechnik ausgestattet, darunter High-Fidelity-Tasktrainer, computergesteuerte Simulationsphantome sowie Virtual- und Augmented-Reality-Anwendungen. Diese Technologien dienen der praxisnahen Abbildung pflegerischer Prozesse und unterstützen die Aktualisierung fachlichen Wissens. Es ist jedoch zu betonen, dass das Skills Lab primär der Vermittlung von Einzel- und Basistechniken dient und nicht mit komplexen Simulationsumgebungen gleichgesetzt werden sollte.

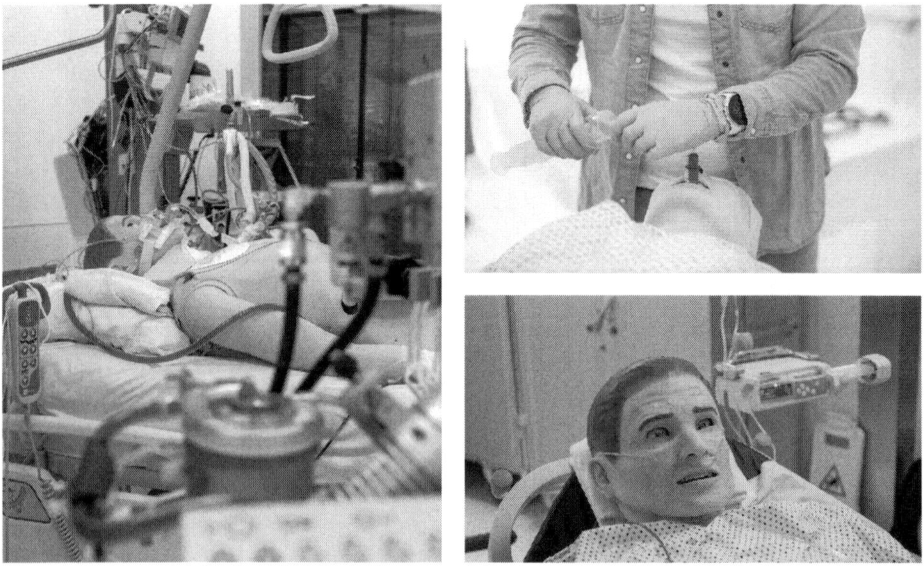

Abbildung 1–3: Skills-Trainer Larynxtubusanwendung; Sim Man 3G physiologisches Modell; Sim Man 3G in der ECMO-Simulation (Med STA GmbH, 2025)

1.2 Lernphasen im Skills Training

Das Training im Skills Lab folgt in der Regel einem strukturierten Ablauf, der laut Dumstorff (2024) in drei Phasen unterteilt werden kann:

- **Orientierungsphase**
- **Übungsphase**
- **Festigungsphase** (Dumstorff, 2024)

In der **Orientierungsphase** werden die Lernenden mit den Räumlichkeiten, Materialien und technischen Geräten vertraut gemacht. Ziel ist die Schaffung einer sicheren Lernatmosphäre sowie die Klärung organisatorischer und fachlicher Fragen. Die **Übungsphase** dient dem Training der praxisrelevanten Fertigkeiten anhand standardisierter Fallbeispiele. Die Verbindung zwischen theoretischen Konzepten und praktischer Umsetzung steht im Mittelpunkt. Begleitend erfolgt ein fortlaufender Austausch über Erfahrungen, Fehlerquellen und Optimierungsmöglichkeiten. Nach ausreichender Wiederholung und Anwendung der erlernten Fertigkeiten erfolgt in der **Festigungsphase** die Konsolidierung. Die Lernenden sollen die Skills sicher, effizient und kontextgerecht ausführen können. Strukturiertes Feedback und Reflexion sind integrale Bestandteile dieser Phase. Ein Beispiel aus der Praxis soll dies deutlich machen:

> In einer Fortbildung für Pflegekräfte, die der Leiter häufig durchführt, werden die Teilnehmer:innen zunächst durch die Station geführt und lernen dabei die wichtigsten Räume, Materialien und medizinischen Geräte kennen. Dabei klärt die Kursleitung organisatorische Fragen wie Dokumentationsabläufe und Schichtübergaben, sodass die Lernenden ein sicheres Fundament erhalten (Orientierungsphase). Im Anschluss üben die Pflegekräfte anhand standardisierter Fallbeispiele z. B. die Anlage eines peripheren Venenzugangs oder die Durchführung einer Blutzuckermessung. Während dieser Übungsphase wird besonderer Wert auf die Verbindung von theoretischem Wissen (z. B. Hygienestandards, Indikationen und Kontraindikationen) und praktischer Umsetzung gelegt. Fehler oder Unsicherheiten werden direkt im Austausch thematisiert, wodurch Optimierungsmöglichkeiten sichtbar werden. Nach mehreren Durchläufen erfolgt die Festigungsphase: Die Lernenden führen die Handlungen zunehmend selbstständig und unter realitätsnahen Bedingungen durch. Dabei steht im Fokus, die Fertigkeiten sicher, effizient und patientengerecht anzuwenden. Die Kursleitung gibt gezieltes Feedback, und die Gruppe reflektiert gemeinsam über Verbesserungen und Lernerfahrungen.

Die beschriebenen Phasen zeigen, wie Lernprozesse durch eine klare Struktur von Orientierung, Übung und Festigung unterstützt werden können. Damit dies jedoch über bloßes Techniktraining hinausgeht und ein tieferes Verständnis entsteht, braucht es ein didaktisches Konzept, das das Lernen im sozialen und praxisnahen Kontext systematisch begleitet.

Hier setzt das nachfolgend beschriebene **Konzept des Cognitive Apprenticeship** an: Es überträgt das klassische Meister-Lehrling-Prinzip auf kognitive und komplexe Lernprozesse. Dabei stehen nicht nur die sichtbaren Handlungen, sondern auch die Denkprozesse und Entscheidungswege der Expert:innen im Mittelpunkt.

1.3 Das Konzept des Cognitive Apprenticeship

Das didaktische Modell des „Cognitive Apprenticeship" (CAS) basiert auf dem Meister-Lehrlings-Prinzip, erweitert um kognitive und metakognitive Lernstrategien. Ziel ist es, Handlungskompetenz aufzubauen, indem Lernende schrittweise an komplexe Aufgaben herangeführt und zu eigenständigem Handeln befähigt werden (Eppich & Cheng, 2015). Das CAS-Modell umfasst die Schritte Modellierung (Vorzeigen einer Tätigkeit), Scaffolding/Coaching, Artikulation (verbales Erläutern von Entscheidungswegen), Reflexion (gemeinsame Analyse des Vorgehens) und Exploration (selbstständiges Ausprobieren). Ein zentrales Element ist die wiederholte Auseinandersetzung mit den Lerninhalten, wodurch Wissensüberschuss und vertieftes Verständnis entstehen. CAS wird in Skills Labs, beim problemorientierten Lernen (PBL) und in projektbasierten Settings eingesetzt. Durch die wiederholte Erfahrung ähnlicher Situationen wird der Kompetenzaufbau gefördert und die Handlungssicherheit der Lernenden gestärkt. In einer Studie mit dem Titel "Describing Ultrasound Skills Teaching by Near-Peer and Faculty Tutors" wurde untersucht und aufgezeigt, wie Lehrende und Tutor:innen in einem Skills Lab für Ultraschalluntersuchungen den Ansatz des Cognitive Apprenticeship praktisch anwenden (Lyons et al., 2022). Die **Schritte des Cognitive Apprenticeship** wurden dabei gut nachvollziehbar abgebildet:

- **Modellierung (Modeling):** Fakultätsmitglieder und Near-Peer-Tutor:innen führen zuerst die Ultraschalluntersuchung vor, wobei sie nicht nur den Ablauf zeigen, sondern ihre Gedanken und Entscheidungsprozesse verbal erklären (z. B. welches Bild man wählt, wie man die Sonde justiert).
- **Scaffolding/Coaching:** Während die Studierenden selbst untersuchen, geben die Tutor:innen Rückmeldungen, korrigieren kleine Fehler und bieten Hilfestellung bei schwierigen Schritten. Die Unterstützung wird entsprechend dem Erfahrungsstand der Lernenden angepasst.
- **Artikulation:** Die Lernenden werden aufgefordert, ihre Vorgehensweise zu beschreiben, z. B. warum sie eine bestimmte Einstellung gewählt haben, wie sie die Anatomie interpretieren etc. So machen sie ihr Denken sichtbar.

- **Reflexion:** In Reflexionsphasen vergleichen Studierende und Lehrende ihre Vorgehensweisen: Was lief gut, welche Probleme sind aufgetreten, wie hätte man anders vorgehen können? Daraus lernen sie, ihre eigene Technik zu verbessern.
- **Exploration:** Nachdem eine Grundsicherheit erreicht ist, werden Studierende zunehmend ermutigt, eigene Zugänge zu finden – etwa unterschiedliche Sondeneinstellungen auszuprobieren, alternative Blickwinkel zu verwenden oder neue klinische Fragestellungen in der Ultraschalluntersuchung zu bearbeiten.

Die Anwendung all dieser Schritte fördert nach den Ergebnissen der Studie von Lyons et al. (2022) nicht nur die technische Fähigkeit (z. B. Handhabung der Sonde, Bildqualität), sondern auch die diagnostische Entscheidungsfähigkeit, das Verständnis der Anatomie und Pathologie sowie die Fähigkeit zur Selbstreflexion und Weiterentwicklung. Die Lernenden fühlen sich am Ende kompetenter und sicherer in den Ultraschalluntersuchungen.

Um diese Arbeit in den Skills Labs leisten zu können, werden allerdings von Lehrenden vielfältige Kompetenzen gefordert.

1.4 Anforderungen an Lehrende im Skills Lab

Loewenhard und Herzig (2021) beschreiben, dass Lehrende im Skills Lab die Rolle fachlicher Expert:innen übernehmen und pädagogische Begleiter:innen sein müssen. Zentrale Kompetenzbereiche sind:

- **Pädagogische Kompetenz:** Planung, Durchführung und Evaluation von Lernszenarien unter Berücksichtigung individueller Lernbedarfe
- **Fachliche Expertise:** fundierte Kenntnisse pflegewissenschaftlicher und klinischer Inhalte
- **Kommunikationsfähigkeit:** klare und adressatengerechte Vermittlung komplexer Sachverhalte
- **Empathie:** Sensibilität für die Bedürfnisse und Lernfortschritte der Studierenden
- **Reflexionsfähigkeit:** Bereitschaft zur kontinuierlichen Weiterentwicklung des eigenen Lehrhandelns
- **Interdisziplinäre Kooperationsfähigkeit:** Zusammenarbeit mit anderen Berufsgruppen in Planung und Durchführung

Die Verantwortlichen der Peter-Bruckmann-Schule (2023) weisen darauf hin, dass eine Kombination aus fachlicher, methodischer und sozialer Kompetenz essenziell ist, um den Theorie-Praxis-Transfer im Skills Lab erfolgreich zu gestalten.

Das **Skills Training** ist auch in der Ausbildung der Gesundheits- und Krankenpflege eine grundlegende Methode, um pflegerische Fertigkeiten strukturiert und praxisnah zu erlernen. Es findet meist in einem sogenannten Skills Lab statt, also in einer geschützten Lernumgebung, die mit typischen Materialien, Geräten und Übungspuppen ausgestattet ist. Ziel des Trainings ist es, den Lernenden Sicherheit im Umgang mit grundlegenden Techniken zu vermitteln, bevor diese im realen Pflegealltag angewendet werden. Typische Inhalte sind etwa die Durchführung von Blutdruck- und Blutzuckermessungen, die hygienisch korrekte Durchführung von Injektionen, das Anlegen von Infusionen oder auch basale pflegerische Tätigkeiten wie Mobilisation, Körperpflege und Positionierung. Neben den technischen Fertigkeiten werden auch kommunikative Aspekte trainiert, beispielsweise die Gesprächsführung mit Patient:innen oder Angehörigen. Im Zentrum steht dabei das wiederholte Einüben einzelner Handlungen in einem klar strukturierten Ablauf. Lehrende übernehmen zunächst die Rolle von Vorbildern, indem sie die Fertigkeiten demonstrieren und deren Relevanz erklären. Anschließend führen die Lernenden die Tätigkeiten eigenständig durch und erhalten dabei unmittelbares Feedback zu Genauigkeit, Hygiene, Ergonomie und Sicherheit. Dieser Prozess ist so angelegt, dass durch wiederholtes Üben Routine entsteht und Fehlerquellen erkannt sowie schrittweise reduziert werden können.

Vom **Simulationstraining** unterscheidet sich das Skills Training vor allem durch seinen Fokus. Während im Skills Training einzelne Fertigkeiten isoliert eingeübt werden, verfolgt das Simulationstraining das Ziel, komplexe, realitätsnahe Pflegesituationen nachzustellen. Dort werden nicht nur technische Fertigkeiten, sondern auch Entscheidungsprozesse, Kommunikation im Team, Zeitmanagement und Stressbewältigung geübt. Simulationen arbeiten häufig mit High-Fidelity-Simulatoren oder Schauspielpatient:innen, sodass ganze Pflegeszenarien möglichst authentisch erlebt und durchgespielt werden können. Das Skills Training bildet damit die Grundlage, auf der im Simulationstraining realitätsnah aufgebaut wird: Erst wenn die „Handgriffe" sicher beherrscht werden, können sie in komplexen Szenarien kombiniert und flexibel angewendet werden.

In diesem Abschnitt wurden das Skills Training und die Ausbildung in den Skills Labs beschrieben – die Wissensvermittlung im Bereich der Skills Labs dient also der Vermittlung und Festigung von Grundlagen. Hier ist das Lehrpersonal ständig an der Seite der Auszubildenden. Das nächste Kapitel widmet sich nun der Entstehung und Entwicklung einer weiteren zentralen Methode in der Lehre, dem Simulationstraining. Auf die Umsetzung wird nachfolgend umfassend eingegangen, zuerst zeigt ein kurzer Rückblick die geschichtliche Entwicklung der Simulation.

2 Entwicklung des Simulationstrainings

Simulationstraining ist heute ein wesentlicher Bestandteil der medizinischen und pflegerischen Aus- und Weiterbildung. Der Begriff „Simulation" leitet sich vom lateinischen „simulatio" ab, was „Vorspiegelung" oder „Nachahmung" bedeutet. Historisch betrachtet blickt die Simulation auf eine lange Entwicklung zurück, wobei sich die moderne Patientensimulation insbesondere in der zweiten Hälfte des 20. Jahrhunderts etablierte (St. Pierre, 2018).

2.1 Historische Meilensteine

Bereits im 6. Jahrhundert wurden erste Formen der Simulation zu Lehrzwecken eingesetzt. Ein frühes Beispiel ist das Schachspiel, das strategisches Denken und Entscheidungsfindung trainiert. Im 18. Jahrhundert kamen anatomische Modelle und Puppen in der medizinischen Lehre zum Einsatz, um Strukturen zu veranschaulichen und chirurgische Techniken zu üben. Auch in der Pflegeausbildung wurden Puppen zur Schulung grundlegender Pflegehandlungen verwendet. Ein bedeutender Entwicklungsschritt erfolgte um 1900 in der Luftfahrt mit der Einführung von Flugsimulatoren, die Pilot:innen realitätsnahe Trainingsmöglichkeiten boten. Ab den 1950er-Jahren nutzten medizinische Fakultäten Simulatoren zunehmend zum Training klinischer Fertigkeiten. Während frühe Modelle meist einfache mechanische Konstruktionen darstellten, wurden in den 1960er-Jahren die ersten Patientensimulatoren entwickelt, die Vitalparameter wie Puls, Atmung und Blutdruck nachbilden konnten. In den 1970er-Jahren stieg die Nutzung von Simulatoren deutlich an, vor allem in der Anästhesiologie, wo Simulationen gezielt für das Notfall- und Krisenmanagement eingesetzt wurden (St. Pierre, 2018). Simulationen hielten nicht nur in der Medizin, sondern zunehmend auch in der Pflege Einzug. Ein modernes

Beispiel ist das Albert-Schweitzer-Trainingszentrum, das seit 2018 praxisorientierte Simulationstrainings für pflegende Angehörige anbietet (Goldgruber, 2021). Ziel der Simulation ist es, pflegerische Kompetenzen für den häuslichen Bereich zu vermitteln, ohne Patient:innen einem Risiko auszusetzen.

Mit der Weiterentwicklung der Medizintechnik entstanden hochrealistische Simulatoren, die komplexe klinische Szenarien abbilden können. Moderne, mobile Full-Scale-Simulatoren ermöglichen sowohl das Training technischer Fertigkeiten als auch die Abbildung interdisziplinärer Versorgungsketten und Teaminteraktionen (St. Pierre, 2018).

Während anfangs vor allem technische Fertigkeiten wie Intubation oder Venenpunktion im Vordergrund standen, liegt der heutige Schwerpunkt zunehmend auf nicht-technischen Kompetenzen, darunter Kommunikation, Teamarbeit und Entscheidungsfindung. Der Experte für Simulationstraining St. Pierre (2018) weist deswegen darauf hin, dass sich die wissenschaftliche Bewertung der Wirksamkeit solcher Trainings aufgrund der methodischen Heterogenität herausfordernd gestaltet.

2.2 Effekte von Simulationstrainings

Der Experte für Simulation und Simulationstrainings Goldgruber (2021) beschreibt, dass Simulationstrainings die Patientensicherheit erhöhen, Fehlerquoten senken, das klinische Urteilsvermögen verbessern und das Selbstvertrauen der Teilnehmenden steigern können. Ein zentrales Element ist dabei das Debriefing (siehe Kapitel 6), bei dem die Teilnehmenden ihr Handeln reflektieren und Verbesserungspotenziale identifizieren.

Für eine nachhaltige Implementierung von Simulationstrainings sind mehrere Faktoren entscheidend:

- Verbindliche curriculare Integration
- Einbindung relevanter Fachgesellschaften
- Verknüpfung mit klinischem Risikomanagement
- Gezielte Ausrichtung auf klar definierte Lernziele (St. Pierre, 2018)

Ausgehend von einer Abgrenzung zwischen Skills Training und Simulationstraining lässt sich somit gut verdeutlichen, warum moderne Simulationen in der Pflegeausbildung und -fortbildung eine so große Bedeutung erlangt haben. Während das Skills Training die sichere Beherrschung **einzelner Fertigkeiten** ermöglicht, bieten Simulationstrainings die Möglichkeit, **komplexe Situationen** realitätsnah und in einem geschützten Rahmen zu erproben. Damit eröffnen sich nicht nur neue didaktische Perspektiven, sondern auch weitreichende Potenziale für die Qualität und Sicherheit in der Patientenversorgung.

2.3 Moderne Einsatzbereiche der Simulation

Simulation bezeichnet den Prozess der modellhaften Abbildung eines realen oder hypothetischen Systems, um dessen Verhalten unter verschiedenen Bedingungen zu untersuchen. In medizinischen Kontexten wird überwiegend die diskrete Ereignissimulation genutzt, bei der realitätsnahe klinische Szenarien nachgestellt werden (St. Pierre, 2018). Simulationstechniken sind auch in Ingenieurwissenschaften (z. B. Finite-Elemente-Analyse), Wirtschaft (z. B. Prozessoptimierung), Umweltwissenschaften (z. B. Klimamodellierung) und anderen Bereichen etabliert. Aus unserer Sicht und mit einem Blick in die Zukunft eröffnet die Integration von Künstlicher Intelligenz in Simulationen neue Möglichkeiten in der prädiktiven Analyse und Echtzeitsteuerung.

In der Gesundheits- und Krankenpflegeausbildung kommen verschiedene Formen der Simulation, wie sie von Ziv et al. (2019) beschrieben wurden, zum Einsatz:

Technologische Simulationen (VR, AR, computergestützte Szenarien): In einem Skills Lab setzen Pflegeauszubildende eine Virtual-Reality-Brille auf und durchlaufen ein interaktives Notfallszenario. Sie müssen bei einer bewusstlosen Person die richtigen Maßnahmen einleiten – vom Absetzen des Notrufs über die stabile Seitenlage bis hin zur Vorbereitung einer Reanimation. Die virtuelle Umgebung reagiert in Echtzeit auf ihre Handlungen, sodass Fehler unmittelbar sichtbar werden und korrigiert werden können.

High-Fidelity-Simulatoren mit physiologischen Reaktionen: Während eines Simulationstrainings zur Akutversorgung wird ein High-Fidelity-Simulator eingesetzt, der Puls, Atmung, Hautfarbe und sogar Pupillenreaktionen realistisch darstellen kann. Die Lernenden legen Infusionen, verabreichen Medikamente und beobachten, wie sich die Vitalparameter in Abhängigkeit von ihren Maßnahmen verändern. So trainieren sie, klinische Entscheidungen unter Zeitdruck zu treffen und deren unmittelbare Auswirkungen einzuschätzen.

Standardisierte Schauspielpatient:innen zur Schulung kommunikativer und diagnostischer Kompetenzen: In einer Übung zur Aufnahme eines Anamnesegesprächs übernimmt eine ausgebildete Schauspielerin die Rolle einer Patientin mit unklaren Bauchschmerzen. Die Pflegeauszubildenden müssen gezielte Fragen stellen, aktiv zuhören und auf nonverbale Signale eingehen, um die Beschwerden systematisch zu erfassen. Im anschließenden Debriefing reflektieren sie gemeinsam mit der Schauspielpatientin und der Lehrperson, wie empathisch und strukturiert das Gespräch geführt wurde.

Reeves et al. (2020) zeigen auf, dass Simulationen eine sichere Lernumgebung sowie interprofessionelles Lernen fördern und eine kontinuierliche Feedback- und Reflexionskultur unterstützen. Lapkin et al. (2021) weisen darauf hin, dass aktuelle Trends eine verstärkte Integration in Curricula sowie den wachsenden Einsatz von Remote- und Virtual-Simulationen zeigen, nicht zuletzt als Folge der COVID-19-Pandemie.

Der Einsatz von Schauspielpatient:innen im Simulationstraining stellt an der FH Kärnten ein zentrales didaktisches Instrument zur Förderung von Kommunikations-, Beratungs- und Interaktionskompetenzen in der Familien- und Patientenedukation sowie Pflegediagnostik dar. Dabei werden gezielt ausgewählte Schauspieler:innen eingesetzt, die in der Lage sind, komplexe emotionale, soziale und gesundheitliche Situationen authentisch darzustellen. Ergänzend dazu kommen in einzelnen Trainings auch reale Patient:innen zum Einsatz, deren Erfahrungen eine besondere Verbundenheit zur Praxis schaffen und dadurch die Realitätsnähe des Settings zusätzlich steigern. Diese Kombination erlaubt es, ein breites Spektrum an Lernsituationen abzubilden – von hoch standardisierten Szenarien bis hin zu offenen, lebensweltlich geprägten Begegnungen.

Um die Qualität und Konsistenz der Darstellung zu gewährleisten, erfolgt vor Beginn der Simulation ein ausführliches Briefing durch die Instruktor:innen. In diesem werden die Rollen, Handlungsziele und relevanten Hintergrundinformationen vermittelt, sodass die Schauspielpatient:innen die jeweilige Situation kohärent, nachvollziehbar und zugleich flexibel an die Dynamik des Trainings angepasst darstellen können. Durch dieses strukturierte Vorgehen wird eine Balance zwischen Standardisierung und individueller Gestaltungsfreiheit geschaffen, die für die pädagogische Zielerreichung von zentraler Bedeutung ist.

Die Konzeption des Einsatzes von Schauspielpatient:innen basiert auf einer eigenständigen Entwicklung durch die Autor:innen des vorliegenden Werks bzw. die Lehrenden an der FH Kärnten. Dieses Konzept berücksichtigt sowohl die besonderen theoretischen Anforderungen der Familien- und Patientenedukation (siehe Teil 3) sowie der Pflegediagnostik (siehe Teil 2) als auch die hochschuldidaktischen Rahmenbedingungen an der FH Kärnten. Ziel ist es, durch die Verbindung von authentischer Interaktion, gezielter Instruktion und reflexiver Auswertung nachhaltige Lernprozesse zu initiieren. Damit wird nicht nur das Fachwissen der Studierenden gestärkt, sondern vor allem deren Fähigkeit, komplexe Gesprächssituationen im Gesundheitswesen kompetent, empathisch und professionell zu gestalten.

Zu den größten Herausforderungen des Simulationstrainings zählen nach Baker et al. (2021) der hohe Ressourcenbedarf, mögliche Vorbehalte gegenüber der Methode sowie der eingeschränkte Zugang zu moderner Simulationstechnik in einigen Bildungseinrichtungen. Eine gezielte Planung und die Berücksichtigung infrastruktureller Voraussetzungen sind daher unabdingbar.

Simulationstrainings werden sich angesichts technologischer Innovationen weiterentwickeln und ihre Bedeutung in der medizinischen und pflegerischen Aus- und Weiterbildung wird voraussichtlich steigen. Besonders mit dem Fokus auf die Pflegediagnostik sowie Familien- und Patientenedukation und dem Einsatz von Schauspielpatient:innen sind hier noch einige innovative Ansätze möglich.

Das nächste Kapitel beschreibt, welche technischen und nicht-technischen Fähigkeiten und Fertigkeiten Simulation als Lehr- und Lernmethode erfordert, aber auch beeinflusst.

3 Simulation als Lehr- und Lernmethode

Simulationen sind mittlerweile ein unverzichtbares Instrument in der Ausbildung der Gesundheits- und Krankenpflege. Sie ermöglichen die realitätsnahe Darstellung klinischer Situationen in einer kontrollierten und sicheren Umgebung. Dies erlaubt es Studierenden, technische sowie nicht-technische Kompetenzen zu entwickeln, Fehler zu analysieren und daraus zu lernen – ohne Patient:innen einem Risiko auszusetzen. Durch die Integration in Ausbildungscurricula wird der Theorie-Praxis-Transfer gestärkt und die Handlungssicherheit angehender Pflegefachkräfte gefördert.

3.1 Bedeutung der Simulation in der Ausbildung der Gesundheits- und Krankenpflege

Simulationen bieten die Möglichkeit, fachliche Inhalte praxisnah zu erleben. Sie unterstützen die Anwendung theoretischer Konzepte in praxisorientierten Szenarien, fördern kritisches Denken im Sinne von Critical Thinking (siehe Kapitel 4.1) und stärken die Entscheidungsfindung. Ein zentrales Merkmal ist die sichere Lernumgebung, die es erlaubt, Fehler als Lernchancen zu nutzen und so ein vertieftes Verständnis der Konsequenzen pflegerischer Handlungen zu entwickeln. Wie bereits aufgezeigt, schulen Simulationen sowohl technische Fertigkeiten (z. B. klinische Prozesse, Geräteeinsatz) als auch nicht-technische Kompetenzen wie Kommunikation, Teamarbeit und situatives Handeln. Simulationen fördern beide Kompetenzbereiche wirksam und leisten damit einen umfassenden Beitrag zur Berufsfähigkeit von Pflegepersonen. Simulationen tragen nachweislich dazu bei, Stress und Angst von Studierenden zu verringern, indem diese klinische Szenarien ohne Zeit- oder Versorgungsdruck erleben können. Dadurch wird das Selbstvertrauen gesteigert und die Leistungsfähigkeit in realen Situationen verbessert. Dies zeigt auch die Erfahrung mit Simulationstraining durch die Verfasser:innen dieses Werks.

Die Implementierung von Simulationen ist allerdings mit Herausforderungen verbunden. Dazu zählen insbesondere hohe Anschaffungs- und Betriebskosten, der Bedarf an speziell geschultem Lehrpersonal sowie die Sicherstellung von Realitätsnähe. Ein Mangel an Akzeptanz seitens Lernender und Lehrender kann zusätzlich die Effektivität von Simulationstrainings mindern. Diese Erkenntnisse der Verfasser:innen werden auch von St. Pierre (2018) in seiner Publikation aufgezeigt.

3.2 Aktuelle Forschungsergebnisse

Die Wirksamkeit simulationsbasierter Lehrmethoden wird in einigen Studien belegt. Technologische Entwicklungen, insbesondere im Bereich der Virtual Reality (VR), erweitern die Möglichkeiten erheblich. VR-Simulationen schaffen immersive Lernumgebungen, die das Engagement und die Motivation der Lernenden steigern (Patel et al., 2021). Langzeituntersuchungen zeigen zudem, dass Pflegekräfte, die regelmäßig Simulationstraining während der Ausbildung erhalten, langfristig über höhere Kompetenzen und eine größere berufliche Zufriedenheit verfügen. Simulationen fördern interprofessionelle Zusammenarbeit, indem sie Szenarien bieten, in denen Pflegekräfte gemeinsam mit anderen Gesundheitsprofessionen arbeiten. Dies verbessert die Kommunikation, stärkt das Teamgefühl und trägt zu einer verbesserten Patientenversorgung bei.

Eine quasi-experimentelle Studie aus dem Jahr 2022 verglich Simulation mit traditionellen Lehrmethoden bei Pflegestudierenden hinsichtlich Selbstwirksamkeit und klinischer Leistung. Die Teilnehmenden der Simulationsgruppe zeigten nach dem Training deutlich höhere Werte, sowohl im Selbstvertrauen (Self-Efficacy) als auch in der klinischen Performance, als die Kontrollgruppe (Azizi et al., 2022).

Eine aktuelle Meta-Analyse (Alharbi et al., 2024) mit 33 Studien (15 randomisiert, 18 quasi-experimentell) und insgesamt etwa 3.670 Teilnehmer:innen untersuchte Effekte von simulationsbasiertem Lernen auf Wissen, Fertigkeiten und Selbstvertrauen. Die Auswertung zeigt konsistent signifikante Verbesserungen in all diesen Bereichen. Kritisch bleibt allerdings, dass Langfristdaten meist fehlen (Azizi et al, 2024).

Eine systematische Übersichtsarbeit von Daneshfar und Moonaghi adressiert das Problem der Theorie-Praxis-Lücke (theory-practice gap). Sie fasst Studien aus dem Zeitraum von 2010 bis 2024 zusammen und kommt zu dem Schluss, dass klinische Simulationen bei Pflegestudierenden erheblich zur Steigerung der klinischen Kompetenz, Entscheidungsfindung, des Selbstvertrauens und der Übertragbarkeit von theoretischem Wissen beitragen können (Daneshfar & Moonaghi, 2025).

Ein Review von Tonapa et al. aus dem Jahr 2023, das gezielt High-Fidelity-Simulationen untersuchte, fasst 14 experimentelle Studien zusammen und zeigt, dass High-Fidelity-Simulationen das Wissen, die Selbstsicherheit und die Leistung in praktischen Fertigkeiten signifikant erhöhen (Tonapa et al., 2023).

Die Meta-Analyse „Effectiveness of simulation-based nursing education depending on fidelity" von Kim et al. (2016) zeigte, dass Simulationen mit unterschiedlichem Realitätsgrad (Fidelity) alle positive Effekte haben, sich aber höhere Effektgrößen für High-Fidelity und standardisierte Patient:innen zeigen. Besonders auffällig waren große Effekte in psychomotorischen Domänen sowie auch in affektiven und kognitiven Bereichen.

Die bisherigen Studienergebnisse verdeutlichen, dass simulationsbasierte Lehrmethoden – insbesondere unter Einsatz moderner VR-Technologien – das Lernen in der Pflegeausbildung nachhaltig unterstützen können. Damit diese Potenziale in der Praxis jedoch wirksam ausgeschöpft werden, ist es notwendig, die grundlegenden Prinzipien sowie die didaktische Struktur von Simulationstrainings zu verstehen. Erst durch eine klare Systematik und ein fundiertes Konzept lässt sich sicherstellen, dass Simulationen nicht nur realistisch wirken, sondern auch zielgerichtet Kompetenzen fördern. Vor diesem Hintergrund werden im folgenden Unterkapitel die Grundlagen und Strukturen von Simulationstrainings näher betrachtet.

3.3 Grundlagen und Strukturen für Simulationstrainings

Auch der Simulationsexperte Lateef (2010) beschrieb bereits im Jahre 2010 **Simulationstraining im Gesundheitswesen** als den systematischen Einsatz technischer Hilfsmittel und realitätsnah gestalteter Szenarien, um klinisch-praktische Fertigkeiten, Entscheidungsprozesse sowie interprofessionelle Zusammenarbeit in einem kontrollierten Umfeld zu üben. Auch damals waren die Zielsetzungen dieser Lehr- und Lernmethode die Steigerung der Patientensicherheit, die Stärkung beruflicher Handlungskompetenz sowie die Etablierung eines geschützten, fehlerfreundlichen Rahmens für Erfahrungs- und Lernprozesse.

Für die Wirksamkeit des Simulationstrainings ist eine adäquate infrastrukturelle Ausstattung von zentraler Bedeutung, da diese die Nachbildung authentischer Bedingungen ermöglicht. Erkenntnisse von Nestel & Bearman aus dem Jahre 2014 können auch durch die berufliche Erfahrung des Verfassers bestätigt werden. Dazu zählen insbesondere:

- **Räumliche Voraussetzungen**, die eine realitätsnahe Umgebung abbilden (z. B. nachgeahmte Notaufnahmen, Intensivstationen oder Operationssäle)
- **Medizinisch-technische Ausstattung** wie hochfidele Simulatoren, medizinische Geräte und standardisierte Materialien, die den klinischen Alltag widerspiegeln

- **Didaktische Infrastruktur** einschließlich audiovisueller Aufzeichnungssysteme zur Reflexion und Nachbesprechung (Debriefing)
- **Personelle Ressourcen**, bestehend aus geschultem Fachpersonal, das sowohl die technische Bedienung der Simulation als auch die pädagogische Begleitung sicherstellt
- **Organisatorische Strukturen**, die eine Integration des Simulationstrainings in bestehende Aus- und Weiterbildungscurricula gewährleisten
- **Gut geschultes, interdisziplinäres Team von Trainer:innen** (Nestel & Bearman, 2014)

Simulationen sollten curricular fest verankert und mit theoretischem Unterricht verzahnt werden. Szenarien müssen realistisch, wissenschaftlich fundiert und auf den Ausbildungsstand abgestimmt sein. Interdisziplinarität sollte gezielt integriert werden. Dabei muss beachtet werden, dass die Durchführung von Simulationstrainings ressourcenintensiv ist. Neben Investitionen in Technik und Infrastruktur sind kontinuierliche Fortbildungen für Lehrpersonal sowie eine gesicherte technische Betreuung erforderlich, um Unterbrechungen durch technische Probleme zu minimieren (St. Pierre, 2018).

Die dargestellten infrastrukturellen und organisatorischen Voraussetzungen bilden die Grundlage für die erfolgreiche Durchführung von Simulationstrainings. Allerdings entfaltet diese Lehr- und Lernmethode ihr volles Potenzial erst dann, wenn die in der Simulation erworbenen Erfahrungen in den klinischen Alltag übertragen werden können. Der sogenannte Theorie-Praxis-Transfer stellt daher ein zentrales Element dar: Er beschreibt den Prozess, bei dem theoretisch erlernte Konzepte und in der Simulation eingeübte Handlungsmuster nachhaltig in das praktische Handeln integriert werden. In diesem Zusammenhang gewinnt die Frage an Bedeutung, wie Simulationstraining gestaltet sein muss, um nicht nur isolierte Kompetenzen zu fördern, sondern auch langfristige Veränderungen im beruflichen Handeln zu bewirken.

3.4 Förderung des Theorie-Praxis-Transfers

Simulationen fördern den Theorie-Praxis-Transfer, indem sie Lernenden ermöglichen, Wissen in praxisnahen Situationen anzuwenden und zu reflektieren. Das Konzept des erfahrungsbasierten Lernens nach Kolb (1984) wird hierbei gezielt umgesetzt: konkrete Erfahrung, Reflexion, Konzeptualisierung und erneutes Ausprobieren. Die benötigten Kompetenzen umfassen Fach-, Methoden-, Sozial- und Personalkompetenz:

- **Fachkompetenz:** Wissen und Fertigkeiten für pflegerisches Handeln
- **Methodenkompetenz:** Anwendung wissenschaftlicher Methoden in der Praxis
- **Sozialkompetenz:** Interaktion und Kommunikation
- **Personalkompetenz:** Selbstreflexion, Ethik, Stressbewältigung

Aebersold und Tschannen (2019) beschreiben, dass Simulationen den Erwerb und die Festigung aller Kompetenzbereiche in der Pflegeausbildung fördern. Wiederholte Anwendung in realitätsnahen Szenarien stärkt das Wissen, die Fähigkeiten und Fertigkeiten, Kommunikationsstrategien und Selbstreflexion.

Nach dieser kurzen Darstellung der Simulation als Lehr- und Lernmethode wird das nächste zentrale Element im Simulationstraining beschrieben: die Planung und der Ablauf eines Simulationstrainings.

4 Planung und Ablauf eines Simulationstrainings

Ein strukturiertes Simulationstraining erfordert sorgfältige Planung, um die angestrebten Lernziele zu erreichen. Sie umfasst die Analyse relevanter Problemfelder, die Entwicklung realistischer Szenarien sowie die Festlegung eines klaren Ablaufs. Ziel ist es, sowohl die fachlichen als auch die nicht-technischen Kompetenzen der Teilnehmenden zu fördern (St. Pierre, 2018). Die Planung beginnt nun mit der Identifikation eines konkreten Problemfeldes. Dies kann durch die Auswertung klinischer Beobachtungen, Patientenbefragungen, Qualitätsberichte oder CIRS-Meldungen erfolgen. Eine präzise Problemdefinition erleichtert die Entwicklung zielgerichteter Szenarien (Steinacker, 2022). Aus der langjährigen Erfahrung des Verfassers in der Planung und Durchführung von Simulationstrainings hat sich gezeigt, dass eine gründliche Analyse im Vorfeld entscheidend für den Erfolg der Maßnahme ist. Dabei müssen stets potenzielle Ursachen für kritische Ereignisse oder Fehler berücksichtigt werden. Unter diesen Ursachen werden insbesondere organisatorische Mängel, unzureichende Schulung, Defizite in der Kommunikation sowie übergeordnete systemische Faktoren verstanden. Ebenso hat sich in der Praxis bestätigt, dass die Einbindung relevanter Stakeholder:innen von zentraler Bedeutung ist. Die Beteiligung von Ärzt:innen, Pflegepersonal und Vertreter:innen des Qualitätsmanagements ermöglicht es, unterschiedliche fachliche und organisatorische Perspektiven einzubeziehen. Dadurch wird nicht nur die Qualität des Simulationstrainings gesteigert, sondern auch die Wahrscheinlichkeit erhöht, dass die gewonnenen Erkenntnisse in den klinischen Alltag übertragen und nachhaltig umgesetzt werden.

Aus den oben genannten Punkten ergibt sich die Komplexität der Vorbereitung eines Simulationstrainings. Wenn alle Punkte evaluiert sind, kann die Planung des Simulationstrainings beginnen.

4.1 Szenarioplanung

Ein Simulationsszenario ist ein didaktisch geplantes Fallbeispiel, das klar definierte Lernziele verfolgt und in den sogenannten „Healthcare Simulation Standards of Best Practice® Simulation Design" der INACSL (International Nursing Association for Clinical Simulation und Learning) stetig nach Qualitätskriterien weiterentwickelt wird. Es wird unter anderem gefordert, dass Simulationserfahrungen zielgerichtet geplant werden sollen, mit klar definierten Lernzielen, und dass Szenarien realitätsnah („using various types of fidelity to create the required perception of realism") und evidenzbasiert („designed in consultation with content experts ... perform a needs assessment ... use measurable objectives ... build on educational theory and best practice") erstellt werden. (INACSL, 2021)

Beispiel: Szenarioplanung – Akute Exazerbation einer COPD

1. **Titel des Szenarios**
   „Akute Atemnot bei Patient:in mit chronisch obstruktiver Lungenerkrankung (COPD)"
2. **Zielgruppe**
   Studierende der Gesundheits- und Krankenpflege im 4. Semester oder Pflegefachkräfte in der Weiterbildung „Innere Medizin/Pneumologie"
3. **Lernziele**
   - **Kognitiv:** Symptome einer akuten COPD-Exazerbation erkennen und benennen sowie pathophysiologisch einordnen
   - **Psychomotorisch:** Sauerstoffgabe korrekt vorbereiten und anwenden; Vitalparameter adäquat erheben und dokumentieren
   - **Affektiv/sozial:** effektive Kommunikation im interprofessionellen Team sowie empathische Gesprächsführung mit Patient:innen
   - **Metakognitiv:** eigene Handlungen im Debriefing kritisch reflektieren
4. **Benötigte Ressourcen**
   - **Umgebung:** Simulationsraum, nachgestellt als Patientenzimmer
   - **Materialien:** Schauspielpatient:in, Monitoring, Sauerstoffsystem, Notfallwagen, Medikamentenattrappen
   - **Personal:** Simulationsleitung, standardisierte:r Patient:in oder Instruktor:in, Beobachterrolle

5. Szenariobeschreibung/Ausgangslage

- Patient:in (65 J.) mit bekannter COPD liegt im Bett, klagt über zunehmende Atemnot
- Vitalparameter zu Beginn: AF 28/min, SpO_2 84 %, Puls 110/min, RR 160/95 mmHg
- Patient:in wirkt ängstlich, nestelt an Kleidung, spricht in abgehackten Sätzen.

6. Ablauf

I. **Initiale Einschätzung:** Pflegeteam betritt Zimmer, erhebt Vitalparameter.

II. **Intervention:** Sauerstoffgabe, Lagerung, Kommunikation mit Ärzt:in, Vorbereitung von Inhalativa

III. **Entscheidungspunkte:**
   - Steigt SpO_2 nach Intervention?
   - Muss Ärzt:in hinzugezogen werden?
   - Wird Angst und Unruhe des/der Patient:in adressiert?

IV. **Szenarioende:** Nach 15 Minuten, wenn Patient:in stabilisiert oder Verschlechterung eintritt.

7. Debriefing

- Reflexion über klinische Entscheidungsfindung
- Analyse der Teamkommunikation
- Selbstreflexion: Umgang mit Stress, Unsicherheit und Patientenangst

4.2 Auswahl und Vorbereitung der Teilnehmenden und die Vorbereitung der Lernumgebung

Teilnehmende werden entsprechend ihres Ausbildungsstandes und Erfahrungsniveaus ausgewählt. Vor Beginn erfolgt ein strukturiertes Briefing, das den Ablauf, die Rollenverteilung und die Lernziele erläutert. Ein separates Briefing für Beobachtende kann zusätzliche Hintergrundinformationen enthalten. Die Entscheidung, ob das Briefing im Plenum, also mit allen Lernenden gemeinsam, oder getrennt stattfindet, müssen die Instruktor:innen fakultativ treffen. Es hat sich in der Praxis bewährt, das Briefing getrennt zu gestalten. Dadurch können sich die Teilnehmer:innen im Plenum auf das Szenario konzentrieren und wissen bereits im Vorfeld den geplanten Ablauf. Wesentlich ist auch die Einrichtung des Simulationsraumes, die Bereitstellung der erforderlichen Geräte und Materialien sowie die Sicherstellung der technischen Funktionsfähigkeit. Realitätsnähe ist entscheidend, um die Immersion zu fördern. Folgende Checkliste sollte vor dem Start des Szenarios abgearbeitet werden:

- Ist das Szenario so aufgebaut, wie es geplant war?

- Ist der Simulator korrekt vorbereitet oder der/die Schauspielpatient:in klar gebrieft?
- Wurde der Ablauf des Szenarios mit dem/der zweiten Instruktor:in besprochen?
- Sind alle Teilnehmer:innen informiert und dem Szenario entsprechend gebrieft?
- Sind Technik, Ton, Video und Übertragung bereit und funktionsfähig?
- Sind die Teilnehmer:innen bereit und die Rollenspieler:innen eingewiesen?
- Sind alle an ihrem Platz (Plenum, Teilnehmer:innen, Instruktor:innen)?
- Laufen Audio- und Videoaufnahme und das Recording?

Jetzt kann es losgehen!

4.3 Die Rollen der Akteur:innen in einem Simulationstraining

Im Rahmen von Simulationstrainings übernehmen unterschiedliche Rollen spezifische Funktionen, die für den Verlauf und den Lernerfolg von zentraler Bedeutung sind. Instruktor:innen nehmen hierbei die leitende Position ein. Ihre Aufgabe besteht darin, das Szenario didaktisch vorzubereiten, den organisatorischen Ablauf sicherzustellen und den Teilnehmenden einen geschützten Rahmen zu eröffnen, in dem Lernen durch Handeln möglich wird. Während der eigentlichen Simulation beschränken sie sich auf die Beobachtung, greifen nicht in das Geschehen ein und ermöglichen dadurch, dass authentische Handlungs- und Interaktionsmuster sichtbar werden. Im anschließenden Debriefing obliegt es ihnen, den Reflexionsprozess zu strukturieren und inhaltlich zu vertiefen, sodass sowohl fachliche als auch kommunikative Aspekte des Handelns kritisch betrachtet und weiterentwickelt werden können.

Die aktiven Teilnehmer:innen, häufig als „Hot Seats" bezeichnet, stehen im Zentrum des Simulationstrainings. Sie übernehmen die Rolle der handelnden Personen im Szenario und sind unmittelbar mit der Herausforderung konfrontiert, unter realitätsnahen Bedingungen Entscheidungen zu treffen und diese praktisch umzusetzen. Diese Rolle ist durch eine erhöhte Handlungsanforderung und eine besondere Exponiertheit gekennzeichnet, da das eigene Tun sowohl unter Beobachtung steht als auch Gegenstand der anschließenden Analyse ist. Der „Hot Seat" ermöglicht dadurch ein intensives Erfahrungslernen, das sich durch unmittelbares Feedback und Selbstreflexion auszeichnet.

Das Plenum umfasst schließlich die Gesamtheit aller am Training Beteiligten, also Instruktor:innen, aktive Teilnehmer:innen und Beobachter:innen. Es bildet den Rahmen für die gemeinsame Reflexion nach Abschluss der Simulation. In diesem Setting werden Erfahrungen ausgetauscht, Beobachtungen systematisiert und unterschiedliche Perspektiven integriert. Das Plenum erfüllt damit die Funktion, den individuellen Lernertrag der aktiv Übenden in kollektives Wissen zu überführen und zugleich auch denjenigen einen Lerneffekt zu ermöglichen, die das Szenario lediglich beobachtet haben.

4.4 Grundlegender Aufbau eines Simulationstrainings

Die Durchführung eines Simulationstrainings stellt hohe Anforderungen an die technische Infrastruktur und das Zusammenspiel aller Beteiligten. Besonders bei komplexen Szenarien mit High-Fidelity-Simulatoren oder hybriden Formaten ist eine präzise Vorbereitung essenziell. Zwei Instruktor:innen im Steuerraum sind Standard: eine Person überwacht die technischen Abläufe, die andere begleitet das pädagogische Geschehen. Technische Herausforderungen können den Ablauf empfindlich stören – etwa durch Softwarefehler, Ausfälle bei der Audio-/Videoübertragung oder fehlerhafte Reaktionen des Simulators. Daher sind regelmäßige Funktionstests, Backup-Systeme und eine klare Rollenverteilung im Technikteam unerlässlich. Auch die Echtzeitsteuerung physiologischer Parameter verlangt Erfahrung und schnelle Reaktionsfähigkeit. Während des Szenarios dokumentieren Beobachtende relevante Handlungen und Kommunikationsverläufe. Diese Daten sind nicht nur für das Debriefing wichtig, sondern auch für die technische Nachbereitung. Ein strukturierter Ablauf, psychologische Sicherheit und ein reibungsloses Zusammenspiel von Technik und Didaktik sind entscheidend für den Lernerfolg.

4.5 Das Debriefing nach dem Szenario

Das Debriefing wird in Kapitel 6 ausführlich beschrieben. Es stellt einen zentralen didaktischen Baustein im Rahmen von Simulationstrainings dar und gilt als entscheidender Moment für die nachhaltige Verankerung von Lernerfahrungen. Beim Debriefing handelt es sich um eine strukturierte Nachbesprechung, die unmittelbar im Anschluss an das durchgeführte Szenario erfolgt und den Lernprozess durch gezielte Reflexion, Analyse und Ableitung von Handlungsstrategien vertieft. In der pflegerischen Ausbildung dient das Debriefing nicht nur der Bewertung technischer Fertigkeiten, sondern insbesondere der Förderung nicht-technischer Kompetenzen wie Kommunikation, Teaminteraktion, Entscheidungsfindung und Selbstreflexion.

Die psychologische Sicherheit ist eine Grundvoraussetzung für ein gelingendes Debriefing. Sie ermöglicht es den Teilnehmenden, offen über Fehler, Unsicherheiten und emotionale Reaktionen zu sprechen, ohne negative Konsequenzen befürchten zu müssen. Lehrende übernehmen hierbei die Rolle von Moderierenden, die durch wertschätzende Kommunikation, gezielte Fragetechniken und empathisches Verhalten eine vertrauensvolle Atmosphäre schaffen. Fehler werden nicht als Defizite, sondern als Lernchancen betrachtet – ein Paradigmenwechsel, der die Entwicklung professioneller Handlungskompetenz fördert. Der Ablauf eines Debriefings beginnt in der Regel mit einer kurzen Einstiegsphase, in der emotionale Reaktionen aufgegriffen und die Zielsetzung des Gesprächs erläutert werden. Es folgt die Analysephase, in der konkrete Handlungen, Entscheidungsprozesse und Kommunikationsverläufe systematisch reflektiert werden. Dabei kommen sowohl Beobachtungsprotokolle als auch Videoaufzeichnungen zum Einsatz, um die Selbstwahrnehmung der Teilnehmenden mit externen Perspektiven abzugleichen. Die abschließende Phase dient der Zusammenfassung zentraler Erkenntnisse und der Ableitung konkreter Strategien für zukünftiges Handeln im klinischen Alltag (Eppich & Cheng, 2015).

Besondere Bedeutung kommt dem Debriefing in interprofessionellen Simulationen zu, bei denen unterschiedliche Berufsgruppen gemeinsam agieren. Hier kann das Debriefing dazu beitragen, Rollenverständnisse zu klären, Kommunikationsbarrieren zu identifizieren und die Zusammenarbeit im Versorgungsteam zu verbessern. Auch in emotional belastenden Szenarien – etwa bei der Simulation von Todesfällen oder kritischen Zwischenfällen – bietet das Debriefing Raum für emotionale Verarbeitung und psychosoziale Unterstützung. Die methodische Qualität des Debriefings hängt wesentlich von der Qualifikation der Lehrenden ab. Neben fachlicher Expertise sind didaktische Kompetenzen, Gesprächsführung, Feedbacktechniken und die Fähigkeit zur Moderation komplexer Gruppenprozesse erforderlich. Die Erfahrung im Simulationstraining hat in den vielen Jahren der Anwendung gezeigt, dass die Wertehaltung der Instruktor:innen und offene Fragestellungen im Debriefing einen hohen Einfluss darauf haben, welche Ergebnisse erzielt werden.

Zusammenfassend lässt sich festhalten, dass das Debriefing weit mehr ist als eine Nachbesprechung: Es ist ein reflexiver Lernraum, in dem Erfahrungen transformiert, Kompetenzen geschärft und professionelles Selbstverständnis entwickelt werden. Die sorgfältige Gestaltung dieses Prozesses entscheidet über die Tiefe des Lernens und die Nachhaltigkeit der Simulation als Lehrmethode.

Bevor im Debriefing die innere Verarbeitung, die kritische Selbstreflexion und die nachhaltige Verankerung von Lernerfahrungen im Vordergrund stehen, richtet sich der Blick im nächsten Schritt auf eine weitere Säule der Simulation: den Einsatz von Schauspielpatient:innen. Sie verleihen den Szenarien eine besondere Lebendigkeit, da sie nicht nur Wissen und Fertigkeiten auf die Probe stellen, sondern auch emotionale Resonanz erzeugen. Indem Lernende einem realistisch agierenden Gegenüber begegnen, werden Kommunikation, Empathie und professionelles Auftreten in einer Intensität erlebbar, die weit über abstrakte Übungen hinausgeht. Auf diese Weise verbindet sich das strukturierte Nachdenken des Debriefings mit der lebendigen Erfahrung der Begegnung – die Simulation entfaltet ihr volles Potenzial als Lernmethode.

5 Der Einsatz von Schauspielpatient:innen in der Simulation

Die Erfahrung des Verfassers in der Arbeit mit Schauspielpatient:innen – häufig auch als standardisierte Patient:innen (SP) bezeichnet – zeigt, welchen unschätzbaren Wert ihr Einsatz in der medizinischen und pflegerischen Ausbildung hat. Diese speziell geschulten Personen verkörpern realitätsnah definierte Krankheitsbilder, psychosoziale Situationen und klinische Szenarien. Im Vordergrund steht, dass Simulationen mit SP nicht nur eine sichere Lernumgebung schaffen, in der Studierende und Fachkräfte ohne Risiko für reale Patient:innen üben können, sondern auch gezielt die Entwicklung zentraler Kompetenzen fördern. Dabei geht es nicht allein um technische Fertigkeiten, sondern vor allem um die Kunst der professionellen Gesprächsführung, um Empathie und um die Sensibilität für komplexe Situationen. Gerade in den praktischen Erfahrungen zeigt sich immer wieder, wie wertvoll die Begegnung mit SP für das Training von Kommunikation, diagnostischem Denken und interaktivem Handeln ist – Fähigkeiten, die in der realen Versorgung in der Gesundheits- und Krankenpflege entscheidend sind. Der Einsatz standardisierter Patient:innen erweist sich insbesondere in jenen Bereichen als außerordentlich effektiv, in denen die **direkte Interaktion mit Patient:innen** im Vordergrund steht:

- **Kommunikationstraining:** In simulationsbasierten Settings ermöglichen SP ein gezieltes Üben empathischer Gesprächsführung sowie die strukturierte Erhebung von Anamnesedaten.
- **Prüfungsformate** (OSCE): Durch standardisierte Szenarien mit SP lässt sich die Leistung der Teilnehmenden objektiv und unter vergleichbaren Bedingungen bewerten, da alle dieselben Rahmenvorgaben und Anforderungen durchlaufen.

- **Interdisziplinäres Training:** SP dienen als gemeinsame Bezugspunkte für verschiedene Berufsgruppen, z. B. Pflegekräfte und Ärzt:innen, insbesondere in Notfallsituationen, wodurch die interprofessionelle Zusammenarbeit und Kommunikation gestärkt wird (Papanagnou et al., 2021).

5.1 Kommunikation als Lernziel

Ein wesentlicher Schwerpunkt der Arbeit des Verfassers mit Simulationspatient:innen liegt im Kommunikationstraining. Gerade die strukturierte Anamnese, das Überbringen schwieriger Nachrichten, der Umgang mit emotional herausfordernden Situationen oder auch die interkulturelle Kommunikation lassen sich in diesem Setting praxisnah und gezielt üben. In der geschützten Lernumgebung haben die Teilnehmenden die Möglichkeit, Fehler zu machen, diese zu reflektieren und ihr Vorgehen kontinuierlich zu verbessern.

Besonders wertvoll wird dabei das Feedback der Simulationspatient:innen erlebt: Sie übernehmen nicht nur die Rolle der Patient:innen, sondern geben aus dieser Perspektive eine authentische Rückmeldung zu Gesprächsführung, Körpersprache und emotionaler Wirkung. Dieses unmittelbare und erfahrungsbasierte Feedback führt zu einem besonders nachhaltigen Lernerfolg, da es den Lernenden erlaubt, ihre Kommunikation direkt aus der erlebten Patientensicht zu betrachten und gezielt weiterzuentwickeln.

5.2 Rekrutierung und Auswahl

Aus der nunmehr langjährigen Erfahrung des Verfassers in der Rekrutierung von Schauspielpatient:innen ist bekannt, dass die Auswahl geeigneter Personen eine der größten Herausforderungen im Simulationsbereich darstellt. Nicht nur professionelle Schauspieler:innen, sondern auch Laiendarsteller:innen, Schauspielstudierende oder Pflegefachpersonen mit schauspielerischer Begabung können wertvolle Beiträge leisten. Entscheidend ist, dass sich die Auswahl an klaren Kriterien orientiert: eine überzeugende Darstellungsfähigkeit, Verlässlichkeit, eine reflektierte Feedbackkompetenz sowie die Bereitschaft zur kontinuierlichen Weiterbildung sind die Grundlagen für eine erfolgreiche Zusammenarbeit. Besonders bereichernd sind nach der Erfahrung des Verfassers Kooperationen mit Selbsthilfegruppen oder Patientenorganisationen, da sie zusätzliche Perspektiven eröffnen und zur Vielfalt der dargestellten Szenarien beitragen. Wenn eine strukturierte Rekrutierungsstrategie, die Altersdiversität, kulturelle Hintergründe und unterschiedliche Rollenbilder berücksichtigt werden, trägt dies maßgeblich zur Qualität und Authentizität von Simulationstrainings bei. Nur so gelingt es, ein breites Spektrum klinischer Situationen realitätsnah abzubilden und den Lernenden nachhaltige Erfahrungen zu ermöglichen.

5.3 Schulung und Rollenvorbereitung

Die Qualität der Simulation hängt wesentlich von der Schulung der SP ab. Neben der Vermittlung medizinischer Grundlagen müssen SP lernen, Symptome konsistent darzustellen, auf Fragen der Lernenden angemessen zu reagieren und sich in komplexe Rollen hineinzuversetzen. Die Rollenvorbereitung umfasst die Analyse des Szenarios, das Einüben von Reaktionen, das Verständnis für Lernziele und die Fähigkeit, auch bei unvorhergesehenen Abläufen didaktisch sinnvoll zu agieren. Regelmäßige Trainings, Supervisionen und Feedbackrunden sind essenziell, um die Qualität und Konsistenz der Darstellung zu sichern. Besonders wichtig ist die Schulung in Feedbacktechniken: SP müssen lernen, konstruktiv, spezifisch und empathisch Rückmeldung zu geben – eine Fähigkeit, die ebenso trainiert werden muss wie die schauspielerische Darstellung (Steinacker, 2022). Im Folgenden ist ein Briefing für Schauspielpatient:innen dargestellt:

Szenario-Titel: „Postoperative Schmerzevaluierung durch eine diplomierte Gesundheits- und Krankenpflegeperson auf der chirurgischen Station"

Zielgruppe: Auszubildende der Gesundheits- und Krankenpflege im 2. Ausbildungsjahr

Rollenbeschreibung:
Sie spielen Frau Erika M., 68 Jahre alt, nach Hüftoperation am Vortag. Sie klagen über Schmerzen im Bereich der Operationswunde, fühlen sich unsicher und haben Angst vor einer erneuten Bewegung. Sie sind freundlich, aber zurückhaltend und erwarten eine klare, beruhigende Kommunikation.

Darstellungsdetails:

- Schmerzskala: 6/10
- Bewegungsangst: zögerlich beim Aufrichten
- Emotionale Lage: leicht verunsichert, sucht Orientierung
- Vitalparameter: stabil

Verhalten im Gespräch:

- Antworten Sie realistisch auf Fragen zur Schmerzintensität und Lokalisation.
- Zeigen Sie leichte Unruhe bei unklaren Aussagen der Pflegeperson.
- Reagieren Sie positiv auf empathische Kommunikation.
- Geben Sie nach dem Szenario ein kurzes, strukturiertes Feedback.

Technikhinweise:

- Mikrofon ist aktiv – bitte deutlich sprechen
- Kameraaufzeichnung läuft – bleiben Sie im Sichtfeld
- Dauer des Szenarios: ca. 10 Minuten

Nachdem in diesem Abschnitt die Rekrutierung und Schulung von Schauspielpatient:innen beschrieben wurde, beschäftigt sich das nächste Unterkapitel mit der Finanzierung und Vergütung von Simulationsszenarien.

5.4 Vergütung und Finanzierung

Die Tätigkeit in der simulationsbasierten Lehre zeigt, dass die Vergütung von Simulationspatient:innen stark variiert und maßgeblich von Qualifikation, Einsatzprofil (z. B. körperliche Untersuchung vs. Gesprächssimulation) sowie institutionellen Rahmenbedingungen abhängt. Für besonders anspruchsvolle Rollen wird vorwiegend auf professionell ausgebildete Darsteller:innen gesetzt; deren marktübliche Honorare können für Bildungseinrichtungen jedoch eine spürbare Budgetposition sein. Wenn Lernziele und Setting es erlauben, wird mit Laiendarsteller:innen oder Pflegefachpersonen mit Schauspielfähigkeiten gearbeitet. Unverzichtbar ist eine transparente Vergütungslogik, die Vorbereitung, Risiko/Belastung, Feedbackkompetenz und Performanz berücksichtigt. Ebenso wichtig ist die pädagogische Wertschätzung der SP: Neben fairer Bezahlung gehört dazu ihre Einbindung in Briefing/Debriefing und in kontinuierliche Qualitätssicherung. Diese professionelle Einordnung deckt sich mit fachlichen Empfehlungen, nach denen die Tätigkeit spezialisierte Fähigkeiten erfordert und Entlohnung regelmäßig angepasst werden sollte.

Die Vergütung von SP richtet sich vor allem nach Qualifikation (z. B. professionelle Schauspielausbildung, Feedback- und Prüferfahrung), Einsatzumfang (Vorbereitung, Proben, Spiel, Feedback, Prüfung) sowie nach institutionellen Rahmenbedingungen und Budgets. In der D-A-CH-Region reicht die Bandbreite laut Erhebung über SP-Programme von etwa 5 € bis 75 € pro Stunde – ein Befund, den der Verfasser in der Praxis durch sehr unterschiedliche Tagessätze/Stundensätze bestätigt sieht (Sommer et al., 2019). Konkrete Programminformationen liegen teils im Bereich von ~20 €/h, z. B. am Standort Hannover, was die Heterogenität nochmals illustriert (Medizinische Hochschule Hannover, o. S.).

Wie bereits erwähnt verlangen professionelle Schauspieler:innen marktübliche Honorare; ökonomisch tragfähigere Alternativen sind Laiendarsteller:innen oder Pflegefachpersonen mit Spiel- und Feedbackkompetenz – sofern die Einrichtung konsequent in Rollenarbeit, Feedbacktraining und Sicherheit investiert (Lewis et al., 2017).

Eine nachvollziehbare Vergütungslogistik ist zentral, die Aufwand, Verantwortung (inkl. Intim- und Risikoszenarien) und Qualitätsanforderungen abbildet. Neben Geldwerten braucht es Anerkennung der pädagogischen Rolle: strukturierte Briefings/Debriefings, Einbindung in Reflexions- und QS-Prozesse sowie Entwicklungspfade (z. B. „Senior-SP", „Feedback-Lead"). Die praxisnahe Ausgestaltung – vom Szenariodesign über die Rollenarbeit bis zu Assessments – beschreiben Steinacker et al. (2022) fundiert für die Ausbildung in der Gesundheits- und Krankenpflege. Ihre Hinweise zur Vorbereitung, Durchführung und Qualitätssicherung decken sich mit den eigenen Programmerfahrungen des Verfassers.

Der Einsatz von Schauspielpatient:innen erweist sich als hochwirksames Instrument zur Förderung kommunikativer und interaktiver Kompetenzen in der pflegerischen Ausbildung. Systematische Übersichtsarbeiten belegen, dass SP-Simulationen, insbesondere wenn sie mit realistischer Darstellung und systematischem Training durchgeführt werden, zu besseren Ergebnissen in Kommunikation und Interaktion führen (Ma et al., 2022). Damit SP ihr volles Potenzial entfalten können, sind neben professioneller Rekrutierung auch die Schulung und angemessene Rahmenbedingungen für Qualität und Konsistenz bedeutsam.

Neben dem Einsatz von Schauspielpatient:innen entsteht der zentrale Lerngewinn erst im anschließenden Debriefing. In dieser Nachbesprechung werden Erfahrungen reflektiert, Wahrnehmungen ausgetauscht und Handlungsmuster analysiert. Das folgende Kapitel beleuchtet daher Ziele, Phasen und Methoden des Debriefings als Schlüsselmoment im Simulationstraining.

6 Debriefing im Simulationstraining

Die Erfahrung des Verfassers im Bereich der Simulation zeigt, dass das Debriefing den zentralen Lernmoment darstellt. Es ist weit mehr als eine reine Nachbesprechung: Es handelt sich um einen gezielt strukturierten und pädagogisch fundierten Reflexionsprozess. Der Verfasser erlebt immer wieder, wie Teilnehmende ihre Handlungen kritisch analysieren, Erfahrungen miteinander teilen und konkrete Ansatzpunkte zur Verbesserung ihres beruflichen Handelns identifizieren. Die von Fanning und Gaba bereits 2007 beschriebenen Grundlagen haben auch heute nichts an Aktualität verloren. Entscheidend ist, dass im Debriefing die Brücke zwischen praktischer Erfahrung, theoretischem Wissen und zukünftiger Handlungskompetenz geschlagen wird. Die Qualität dieses Prozesses entscheidet maßgeblich über den Lernerfolg und macht das Debriefing zum eigentlichen Herzstück jeden Simulationstrainings.

6.1 Bedeutung und Zielsetzung

Im Rahmen des Debriefings werden nicht nur technische Fertigkeiten, sondern insbesondere auch nicht-technische Kompetenzen wie Methodenkompetenz, Kommunikation, Teamarbeit, Entscheidungsfindung und situative Aufmerksamkeit analysiert. Die Zielsetzung umfasst die Förderung von Selbstreflexion, das Erkennen individueller Stärken und Entwicklungsfelder sowie die Übertragung des Gelernten in den klinischen Alltag. Darüber hinaus trägt das Debriefing zur Verbesserung der Teamdynamik und zur nachhaltigen Kompetenzentwicklung bei.

Die Erfahrung des Verfassers zeigt, dass sich je nach Zielsetzung und Rahmenbedingungen unterschiedliche Formen des Debriefings bewährt haben. In manchen Situationen hat sich zunächst ein deskriptives Debriefing als hilfreich erwiesen, bei dem die Teilnehmenden das Erlebte in strukturierter Form schildern. In anderen

Kontexten ist ein analytisches Vorgehen zu bevorzugen, das Entscheidungsprozesse, Kommunikationsmuster und Teaminteraktionen vertieft beleuchtet. Besonders wirkungsvoll wird jedoch das kritisch-reflexive Debriefing erlebt: Hier können auch emotionale, ethische oder systemische Aspekte angesprochen werden, was den Transfer in die berufliche Praxis deutlich stärkt. Zudem ergaben sich sehr gute Erfahrungen mit Peer-Debriefings, bei denen die Teilnehmenden selbst die Moderation übernehmen – unterstützt durch klare Leitfragen. Diese Methode fördert Eigenverantwortung und stärkt die Fähigkeit zur kollegialen Reflexion.

6.2 Ablauf und Methoden

Zur Strukturierung des Debriefings stehen verschiedene Modelle zur Verfügung. Das von John O'Donnell und einem Team von Mitarbeiter:innen entwickelte GAS-Modell (Gather – Analyze – Summarize) bietet einen einfachen, linearen Ablauf: Zunächst werden Eindrücke gesammelt („gather"), anschließend kritisch analysiert („analyze") und schließlich zentrale Lernpunkte zusammengefasst („summarize"). Das Drei-Phasen-Modell gliedert sich in Reaktion, Analyse und Zusammenfassung. Es beginnt mit einer emotionalen Entlastung, gefolgt von einer kognitiven Reflexion und endet mit der Ableitung konkreter Handlungsstrategien. Folgende Modelle können im Debriefing zur Anwendung kommen:

6.2.1 PEARLS-Modell

Das **PEARLS-Modell** (Promoting Excellence and Reflective Learning in Simulation) wurde von Eppich und Cheng (2015) entwickelt und zählt heute zu den international anerkannten Standards für Debriefings im Rahmen von Simulationstrainings. Es kombiniert unterschiedliche Debriefingmethoden in einem strukturierten Rahmen, um sowohl die Reflexion der Lernenden als auch die Zielorientierung des Trainings zu unterstützen. Das Modell besteht typischerweise aus mehreren Phasen:

1. **Einleitung (Setting the Scene)** – Schaffung einer sicheren Lernatmosphäre, Klärung von Rollen und Zielen
2. **Reaktionen (Reactions)** – Raum für erste emotionale Reaktionen der Teilnehmenden
3. **Beschreibung (Description)** – Gemeinsames Sammeln von Fakten: Was ist passiert?
4. **Analyse (Analysis)** – Vertiefte Reflexion von Handlungen, Entscheidungen und Kommunikationsmustern
5. **Zusammenfassung (Summary/Application)** – Ableitung von Kernbotschaften und Transfer in die Praxis (Eppich & Cheng, 2015)

6.2.2 Plus-Delta-Methode

Die Plus-Delta-Methode ist ein einfaches, aber wirksames Reflexionsinstrument, das besonders in der Analysephase Anwendung findet.

- **Plus („+")**: Die Teilnehmenden benennen, was im Szenario gut funktioniert hat.
- **Delta („Δ")**: Anschließend wird diskutiert, was verändert oder verbessert werden könnte.

Die Methode ist niederschwellig, partizipativ und eignet sich besonders gut bei begrenzter Zeit oder in Lernsettings, in denen Selbstreflexion gefördert werden soll.

6.2.3 Advocacy-Inquiry-Methode

Die Methode Advocacy-Inquiry (A & I) geht auf die Arbeiten von Rudolph et al. (2007) zurück. Sie verbindet **fachliche Beobachtung** mit einer **offenen Fragehaltung**:

1. **Advocacy (Standpunkt äußern)**: Die Lehrperson beschreibt eine Beobachtung oder Einschätzung („Mir ist aufgefallen, dass Sie den Patienten nicht direkt nach Schmerzen gefragt haben ...").
2. **Inquiry (Erkundung)**: Anschließend wird mit einer offenen Frage die Denkweise der Teilnehmenden ergründet („... Können Sie mir schildern, was Ihr Gedankengang in dieser Situation war?"). Durch diese Kombination aus **Feedback und Exploration** werden Lernende nicht mit einer reinen Bewertung konfrontiert, sondern aktiv in die Reflexion ihrer Entscheidungsprozesse einbezogen. (Rudolph et al., 2017)

In der Arbeit mit Pflegepersonen und anderen medizinischen Berufsgruppen wird im Rahmen von Simulationstrainings häufig die **Advocacy-Inquiry-Methode** genutzt. Dieses Vorgehen hat sich besonders bewährt, um nicht nur fachliche Handlungen, sondern vor allem auch die dahinterliegenden Entscheidungsprozesse sichtbar zu machen. Teilnehmende werden dazu anregt, ihre Überlegungen und Beweggründe darzulegen. Gerade in interprofessionellen Settings hat sich diese Methode als äußerst wertvoll erwiesen: Pflegekräfte, Ärzt:innen und andere Berufsgruppen erhalten so die Möglichkeit, unterschiedliche Perspektiven transparent zu machen und voneinander zu lernen. Häufig wird dadurch deutlich, wie sehr Handlungsentscheidungen von Rollenverständnissen, Kommunikationswegen oder auch impliziten Annahmen beeinflusst sind. Durch die Verbindung von Rückmeldung und Exploration entsteht eine Lernatmosphäre, die sowohl wertschätzend als auch herausfordernd ist – und genau diese Balance zeigt sich als zentral für nachhaltige Kompetenzentwicklung im Team.

6.3 Dauer und Gliederung eines Debriefings

Ein effektives Debriefing folgt einer klaren Struktur und dauert in der Regel zwischen 15 und 30 Minuten, abhängig von der Komplexität des Szenarios und der Gruppengröße. Es gliedert sich in drei Hauptphasen: Der **Einstieg** dient dem Beziehungsaufbau und der Schaffung psychologischer Sicherheit. Hier werden die Ziele des Debriefings erläutert und die Teilnehmenden eingeladen, offen über ihre Erfahrungen zu sprechen. In der **Analysephase** erfolgt die detaillierte Besprechung der Handlungen, Entscheidungsprozesse und ihrer Auswirkungen. Offene Fragen wie „Wie hast du dich in der Situation gefühlt?" oder „Was lief gut?" fördern die Selbstreflexion. Beobachtende Personen bringen zusätzliche Perspektiven ein und ergänzen die Analyse. Die **Zusammenfassung** dient schließlich der Ableitung von Lernpunkten und dem Transfer in die Praxis. Die Teilnehmenden formulieren, was sie beim nächsten Mal anders machen würden, und erhalten eine positive Verstärkung für ihr Engagement (Eppich & Cheng, 2015).

6.4 Rollen und Haltungen im Debriefing

Damit Debriefings wirksam und lernförderlich sind, sollten bestimmte Grundprinzipien, im beruflichen Kontext sehr oft als die „Golden Rules" bezeichnet, beachtet werden. Dazu zählen die Schaffung psychologischer Sicherheit, aktives Zuhören, ein klar strukturierter Ablauf, der Fokus auf Lernen statt Bewertung, der Einsatz offener Fragen sowie eine wertschätzende Haltung gegenüber den Teilnehmenden. Fehler werden nicht als Versagen, sondern als wertvolle Lernquelle betrachtet. Die Rolle der Instruktor:innen ist dabei von zentraler Bedeutung. Sie agieren als Moderator:innen, Lernbegleiter:innen und Impulsgeber:innen. Ihr Verhalten sollte geprägt sein von Neutralität, Empathie und didaktischer Kompetenz. Sie schaffen Raum für Reflexion, ohne zu belehren, und passen ihre Moderation flexibel an die Bedürfnisse der Gruppe an. Durch gezielte Fragen und methodische Vielfalt fördern sie die Selbstreflexion und unterstützen die Teilnehmenden dabei, eigene Erkenntnisse zu gewinnen (Husebø et al., 2024).

Bei der praktischen Durchführung von Simulationstrainings konnte jedoch wiederholt beobachtet werden, dass Debriefings trotz sorgfältiger Planung mit spezifischen Herausforderungen verbunden sind.

6.5 Herausforderungen im Debriefing

Vor allem Zeitdruck, unklare Zielsetzungen oder eine unzureichend strukturierte Gesprächsführung können die Wirksamkeit des Reflexionsprozesses erheblich einschränken. Ebenso zeigt die Erfahrung, dass eine zu dominante Rolle der Lehrperson dazu führt, dass Teilnehmende in eine passive Haltung geraten und eigene Lernprozesse weniger aktiv gestalten. Als besonders kritisch erweist sich ein Mangel an psychologischer Sicherheit: In solchen Situationen reagieren Teilnehmende häufig defensiv, vermeiden offene Kommunikation oder verschließen sich gegenüber konstruktivem Feedback – ein Zusammenhang, der auch in der Literatur von Grant (2019) als zentral beschrieben wird. Um diesen Schwierigkeiten zu begegnen, muss auf eine transparente Kommunikation der Lernziele, die Priorisierung zentraler Inhalte und den Einsatz bewährter Debriefingmodelle wie PEARLS (siehe Kapitel 6.2.1) oder Advocacy-Inquiry (siehe Kapitel 6.2.3) gesetzt werden. Zudem wird konsequent eine partizipative Gesprächskultur gefördert, in der die Stimmen aller Beteiligten gleichwertig gehört werden. Auf diese Weise lassen sich Barrieren abbauen und nachhaltige Lernprozesse unterstützen.

Zusammenfassend kann gesagt werden, dass das Debriefing ein unverzichtbares und zentrales Element des Simulationstrainings ist. Es ermöglicht nicht nur die Verarbeitung des Erlebten, sondern schafft die Grundlage für nachhaltiges Lernen und die Entwicklung professioneller Handlungskompetenz. Es ermöglicht den Teilnehmer:innen eines Simulationstrainings das in der Pädagogik sehr oft geforderte „Lernen auf eigenem Niveau".

Der nächste Abschnitt beschäftigt sich mit einem weiteren wesentlichen Schritt, der Evaluation von Simulationstrainings.

7 Evaluation von Simulationstrainings

Die Evaluation von Simulationstrainings stellt einen integralen Bestandteil der Qualitätssicherung in der pflegerischen und medizinischen Ausbildung dar. Sie dient nicht nur der Überprüfung der Wirksamkeit einzelner Trainingsmaßnahmen, sondern auch der systematischen Weiterentwicklung didaktischer Konzepte und curricularer Strukturen. In einem zunehmend kompetenzorientierten Ausbildungssystem gewinnt die evidenzbasierte Bewertung von Lehrmethoden an Bedeutung. Simulationstrainings, die als komplexe Lernarrangements sowohl technische als auch nicht-technische Kompetenzen fördern, bedürfen einer differenzierten und methodisch fundierten Evaluation (Kirkpatrick & Kirkpatrick, 2016). Die Evaluation verfolgt mehrere Zielsetzungen: den Lernerfolg auf individueller und Gruppenebene zu messen, die Erreichung definierter Lernziele sicherzustellen, Optimierungspotenziale im Szenariodesign und in der Durchführung zu identifizieren sowie die Ergebnisse für interne Qualitätssicherung und externe Akkreditierungsprozesse zu dokumentieren (Cant & Cooper, 2017). Die Erfahrung zeigt, dass eine systematische Evaluation der Methode dazu beiträgt, Ressourcen effizient einzusetzen und die Simulation als Lehrmethode nachhaltig, eingebettet in einen kontinuierlichen Optimierungsprozess, im Ausbildungskontext zu verankern.

7.1 Zielsetzungen der Evaluation

Die Evaluation von Simulationstrainings dient der Überprüfung der Wirksamkeit didaktischer Konzepte, unterstützt die Sicherung und Weiterentwicklung von Qualitätsstandards und trägt zur Evidenzbasierung von Bildungsmaßnahmen im Gesundheitswesen bei. Zudem bildet sie eine Grundlage für die kontinuierliche Professionalisierung von Lehr- und Lernprozessen. Ein zentrales Ziel ist dabei die

Erfassung des subjektiven Erlebens und der Zufriedenheit der Teilnehmenden. Zusammengefasst will die Evaluation also Folgendes:

- Sie ermöglicht das systematische Prüfen, **ob didaktische Konzepte wirksam** sind und wie Lernziele, methodische Vorgehensweise und Rahmenbedingungen optimiert werden können.
- Sie dient dazu, subjektive Erfahrungen und die Zufriedenheit der Teilnehmenden zu erfassen sowie den Kompetenzzuwachs sowohl kognitiv als auch praktisch messbar zu machen.
- Darüber hinaus wird der **Transfer in die klinische Praxis** analysiert und die Wirkung auf Versorgungsqualität und Patientensicherheit bewertet.
- Ein weiterer Aspekt ist der **Nachweis der Effektivität** gegenüber Stakeholder:innen und Akkreditierungsinstitutionen und die Identifikation struktureller oder didaktischer Verbesserungsmöglichkeiten.
- Insgesamt trägt die Evaluation zur Evidenzbasierung von Bildungsmaßnahmen bei und unterstützt die kontinuierliche Professionalisierung sowie Qualitätssicherung in der Simulation als Lernformat. (INACSL, 2021)

Diese Zielsetzungen sollten bereits bei der Planung des Trainings berücksichtigt werden, um eine zielgerichtete und aussagekräftige Evaluation zu ermöglichen.

7.2 Evaluationsmodelle im Simulationstraining

Die Evaluation stellt einen zentralen Bestandteil von Simulationstrainings im Gesundheitswesen dar. Sie ermöglicht nicht nur die Überprüfung der Wirksamkeit didaktischer Konzepte, sondern trägt zugleich zur Sicherung von Qualitätsstandards und zur kontinuierlichen Weiterentwicklung von Lehr- und Lernprozessen bei. Durch die systematische Erfassung von Ergebnissen auf verschiedenen Ebenen – von der subjektiven Zufriedenheit der Teilnehmenden bis hin zu messbaren Effekten wie Patientensicherheit und Versorgungsqualität – schafft Evaluation die notwendige Evidenzbasis, um Simulation als Lernmethode nachhaltig zu verankern. Vor diesem Hintergrund haben sich in den letzten Jahren unterschiedliche Evaluationsmodelle etabliert, die eine strukturierte Herangehensweise bieten und eine mehrdimensionale Betrachtung des Lernerfolgs ermöglichen. Sie unterscheiden sich hinsichtlich ihrer theoretischen Fundierung, der erfassten Ebenen und des methodischen Vorgehens. Zentrale Evaluationsmodelle sind das Kirkpatrick-Modell (Kirkpatrick & Kirkpatrick, 2016), das auf der Ohio University entwickelte CIPP-Modell (Stufflebeam, 1971; Stufflebeam & Shinkfield, 2007) sowie die kompetenzorientierte Bewertung von Harden (2016). Diese Modelle werden vertiefend im Download unter dem QR-Code auf S. 46 dargestellt, deren Relevanz für die Simulation in der Aus-, Fort- und Weiterbildung im Gesundheitswesen wird ebenso diskutiert.

Nachfolgend wird auf das an der FH Kärnten am häufigsten verwendete Modell, das Modell der quantitativen und qualitativen Evaluierung, eingegangen.

Quantitative Verfahren zeichnen sich durch Standardisierung und statistische Auswertbarkeit aus. Hierzu zählen etwa strukturierte **Fragebögen** zur Erfassung von Zufriedenheit und Selbsteinschätzung, **Wissenstests** in Form von Multiple-Choice- oder Kurzantwortformaten sowie **Checklisten**, mit denen Beobachtende die praktischen Fertigkeiten der Teilnehmenden bewerten. Diese Instrumente ermöglichen eine hohe Vergleichbarkeit der Ergebnisse und erleichtern die Aggregation größerer Datenmengen. Allerdings erfassen sie meist nur oberflächliche Aspekte des Lernprozesses und lassen tiefergehende Einblicke in Denk- und Entscheidungsprozesse unberücksichtigt.

Qualitative Verfahren eröffnen hingegen einen Zugang zu den subjektiven Erfahrungen und komplexen Lernprozessen der Teilnehmenden. **Fokusgruppen** unterstützen die kollektive Reflexion innerhalb von Teams, während **Einzelinterviews** detaillierte Einblicke in individuelle Perspektiven ermöglichen. Ergänzend tragen **Beobachtungsprotokolle** zur systematischen Analyse von Verhalten und Interaktion bei, und schriftliche **Reflexionsberichte** fördern die Entwicklung metakognitiver Kompetenzen. Diese Ansätze sind in der Regel zeit- und ressourcenintensiver, liefern jedoch reichhaltige Daten zur Tiefe des Lernens und zur Dynamik interaktiver Prozesse.

Als besonders gewinnbringend zeigt sich nach Cant und Cooper (2017) die **Kombination beider methodischer Zugänge** im Sinne eines Mixed-Methods-Designs. Dieser Ansatz verbindet die Breite und Objektivierbarkeit quantitativer Verfahren mit der Tiefe qualitativer Analysen. Dadurch entsteht ein umfassenderes Bild über den Lernerfolg, die Transferleistung in die Praxis und die nachhaltige Kompetenzentwicklung der Teilnehmenden. In der pflegepädagogischen Forschung wird das Mixed-Methods-Design deshalb vielfach als „Best Practice" beschrieben.

In der praktischen Arbeit mit Simulationstrainings an der Fachhochschule wird als Evaluierungsmethode sehr häufig insbesondere auf qualitative Verfahren zur Ergebniserhebung zurückgegriffen. Diese Methoden eröffnen wertvolle Zugänge zu den subjektiven Erfahrungen der Teilnehmenden und ermöglichen ein vertieftes Verständnis komplexer Lernprozesse. Besonders bewährt haben sich dabei Einzelinterviews, die individuelle Sichtweisen detailliert erfassen. Ergänzend werden regelmäßig Beobachtungsprotokolle genutzt, um Verhalten und Interaktionen systematisch zu analysieren. Auch schriftliche Reflexionsberichte, die die Entwicklung metakognitiver Kompetenzen sichtbar machen, werden verwendet.

Auch wenn diese Verfahren zeit- und ressourcenintensiver sind als standardisierte Erhebungen, werden sie in der beruflichen Erfahrung des Verfassers als ausgesprochen wertvoll erlebt. Sie liefern reichhaltige und differenzierte Daten, die es ermöglichen, Lernprozesse in ihrer ganzen Tiefe zu verstehen und gezielt weiterzuentwickeln. Damit bilden qualitative Ansätze einen wesentlichen Bestandteil der Evaluation im Simulationstraining.

7.3 Herausforderungen in der Evaluation

Die Evaluation von Simulationstrainings ist mit einer Reihe methodischer und praktischer Herausforderungen verbunden, die bei der Planung und Umsetzung berücksichtigt werden müssen:

- **Geringe Stichprobengröße:** In kleinen Ausbildungsgruppen ist die Aussagekraft statistischer Verfahren häufig begrenzt.
- **Fehlende Langzeitbeobachtungen:** Der nachhaltige Lernerfolg lässt sich nur durch Follow-up-Studien valide erfassen.
- **Subjektive Verzerrungen:** Selbsteinschätzungen der Teilnehmenden sind anfällig für soziale Erwünschtheit und emotionale Einflüsse.
- **Externe Einflussfaktoren:** Kontextuelle Variablen, etwa Gruppendynamiken oder technische Störungen, können Ergebnisse verfälschen.

Zur Minimierung dieser Risiken ist es notwendig, Evaluationsdesigns sorgfältig zu planen, methodisch zu triangulieren und regelmäßig auf ihre Gütekriterien hin zu überprüfen. Nur so können valide und praxisrelevante Erkenntnisse für die Weiterentwicklung von Simulationstrainings gewonnen werden (Cook et al., 2013).

7.4 Integration in den Qualitätskreislauf von Organisationen

Die Ergebnisse von Simulationstrainings sollten nicht isoliert betrachtet, sondern systematisch in den institutionellen Qualitätskreislauf integriert werden. Dazu gehören die kontinuierliche Anpassung und Weiterentwicklung von Szenarien und Lernzielen, die Fortbildung und Supervision des Lehrpersonals sowie die Optimierung der technischen Ausstattung und Infrastruktur. Ebenso zentral ist die Rückkopplung der Evaluationsergebnisse an Curriculumverantwortliche und Entscheidungsträger:innen. Nur durch eine konsequente Nutzung dieser Ergebnisse lässt sich die Qualität von Simulationstrainings langfristig sichern und steigern (Mujlli et al., 2023). Neben methodischen und curricularen Dimensionen gewinnen zunehmend auch rechtliche und ethische Fragen an Bedeutung. Simulationen bilden komplexe und oftmals sensible Situationen des klinischen Alltags ab und involvieren sowohl reale Personen als auch technische Systeme. Daraus ergeben sich spezifische Anforderungen an Datenschutz, informierte Einwilligung, Rollenverständnis sowie die ethisch vertretbare Gestaltung von Szenarien. Internationale Standards wie die „Healthcare Simulation Standards of Best Practice: Professional Integrity" betonen in diesem Zusammenhang die Bedeutung von Transparenz, Fairness und professioneller Integrität (INACSL, 2021). Auch die Forschung zu ethischen Grundlagen der Simulation hebt hervor, dass Fragen der psychologischen Sicherheit, der Verantwortlichkeit und des Schutzes der Teilnehmenden in der Konzeption, Durchführung und Auswertung von Simulationen berücksichtigt werden müssen (Al-Worafi, 2023).

Das folgende Kapitel widmet sich daher nun den rechtlichen und ethischen Rahmenbedingungen, die für Simulationstrainings essenziell sind. Es beleuchtet Aspekte wie Verantwortlichkeit, die Gewährleistung psychologischer Sicherheit der Teilnehmenden sowie den professionellen Umgang mit simulierten Grenzsituationen. Nur durch die bewusste Auseinandersetzung mit diesen Dimensionen kann sichergestellt werden, dass Simulationen nicht nur pädagogisch effektiv, sondern auch ethisch und rechtlich legitimiert sind.

8 Rechtliche und ethische Grundlagen im Simulationstraining

Simulationstrainings in der Pflege- und Gesundheitsausbildung sind nicht nur didaktisch anspruchsvolle Formate, sondern auch rechtlich und ethisch sensitive Settings. Rahmenbedingungen dienen dem Schutz der Teilnehmenden, der Wahrung ihrer Persönlichkeitsrechte und der Sicherstellung eines respektvollen und professionellen Lernumfelds. Mit der zunehmenden Verbreitung simulationsbasierter Lehre, insbesondere in der Pflegeausbildung, wächst die Notwendigkeit, ethische und rechtliche Standards systematisch zu berücksichtigen. Neben gesetzlichen Bestimmungen wie der Datenschutz-Grundverordnung (DSGVO) sind ethische Prinzipien wie Autonomie, Fürsorge, Gerechtigkeit und Nicht-Schaden zentral. Simulationen können intime oder emotional belastende Situationen nachstellen und persönliche Grenzen berühren. Daher muss sowohl die Konzeption als auch die Durchführung von Simulationstrainings unter Berücksichtigung gesetzter Standards erfolgen.

8.1 Datenschutz bei Simulationstrainings

Die Verarbeitung personenbezogener Daten – insbesondere von Video- und Audioaufzeichnungen – in Simulationstrainings unterliegt den strengen Vorgaben der DSGVO. Wichtige Prinzipien sind:

- **Einwilligung:** Vor der Aufzeichnung muss eine schriftliche, freiwillige und informierte Einwilligung eingeholt werden. Teilnehmende müssen transparent über Zweck, Umfang und Dauer der Datenverwendung informiert werden.
- **Zweckbindung:** Die Daten dürfen ausschließlich für die angegebenen Bildungszwecke verwendet werden.

- **Speicherbegrenzung**: Aufzeichnungen sind nach definierten Fristen zu löschen, sofern keine weitere rechtliche Grundlage vorliegt.
- **Datensicherheit**: Technisch-organisatorische Maßnahmen müssen gewährleisten, dass Daten vertraulich, geschützt und nur autorisiert zugänglich sind. (Voigt & von dem Bussche, 2017)

Die Vernachlässigung dieser Vorgaben kann nicht nur rechtliche Konsequenzen haben, sondern auch das Vertrauensverhältnis zwischen Lehrenden und Lernenden nachhaltig beeinträchtigen.

8.2 Rechtliche und urheberrechtliche Rahmenbedingungen für den Einsatz von Simulation in der Ausbildung (Österreich)

Der Einsatz von Simulationen in Lehr- und Fortbildungssituationen bietet ein hohes pädagogisches Potenzial, geht jedoch mit rechtlichen Verantwortlichkeiten einher. Auch in kontrollierten Lernumgebungen bestehen Risiken für Sach- und Personenschäden, etwa durch Fehlbedienung von Geräten oder unerwartete technische Defekte. Aus institutioneller Perspektive ist daher eine Haftpflichtversicherung für Lehr- und Trainingsaktivitäten unabdingbar (ABGB, §§ 1293–1313a). Ergänzend sollten klare Zuständigkeiten für Wartung, Sicherheitsprüfung und Einsatzfreigabe von Simulationsequipment festgelegt werden, um Verantwortungsdiffusion zu vermeiden.

Neben sicherheitstechnischen Aspekten ist das Urheberrecht ein zentraler Faktor bei der Erstellung und Durchführung von Simulationstrainings. Inhalte wie Szenarien, audiovisuelle Materialien, Software oder grafische Benutzeroberflächen sind gemäß § 1 und § 3 des Urheberrechtsgesetzes (UrhG; BGBl. Nr. 111/1936 idgF) geschützt, sofern sie eine individuelle geistige Schöpfung darstellen. Für die pädagogische Nutzung ergeben sich insbesondere drei zentrale Anforderungen:

- **Rechtssichere Nutzung externer Inhalte**: Werden Texte, Bilder, Videos oder Softwarekomponenten nicht von den Lehrenden selbst erstellt, müssen Nutzungsrechte aktiv eingeholt werden (§§ 24–28 UrhG).
- **Beachtung urheberrechtlicher Schrankenregelungen**: Im Gegensatz zu Deutschland existieren in Österreich keine weitreichenden Sonderregelungen für Bildungseinrichtungen (§§ 60a ff. deutsches UrhG). Zulässig sind in Österreich daher lediglich Vervielfältigungen zum eigenen Unterrichts- oder Forschungsgebrauch (§ 42 Abs. 6 UrhG), sofern diese innerhalb eines geschlossenen Nutzerkreises und ohne kommerziellen Zweck erfolgen (§ 18a UrhG).

- **Pflicht zur Quellen- und Urheberangabe**: Jede Form der Übernahme fremder Inhalte erfordert eine korrekte Kennzeichnung (§ 57 UrhG). Dies gilt auch für adaptierte Szenarien oder modifizierte Grafiken. Bearbeitungen sind nur mit Zustimmung der Urheber:innen zulässig (§§ 5 Abs. 2, 14 UrhG).

Aus medizinpädagogischer Sicht empfiehlt es sich, dass Bildungseinrichtungen institutionelle Richtlinien zur Medien- und Szenariennutzung entwickeln. Diese sollten regeln:

- wie Lehrmaterialien, Szenarien oder Software lizenziert und dokumentiert werden,
- wie Videoaufzeichnungen von Simulationen gespeichert und verarbeitet werden dürfen (insbesondere im Hinblick auf Datenschutz und Persönlichkeitsrechte),
- und in welchen Fällen Inhalte für Forschungs- oder Publikationszwecke weitergegeben werden dürfen.

Damit wird nicht nur Rechtssicherheit geschaffen, sondern auch ethische Reflexionskompetenz im professionellen Umgang mit Lernmaterialien und digitalen Ressourcen gefördert – ein Aspekt, der im Rahmen von Professionalisierungsprozessen im Gesundheitswesen zunehmend als Qualitätsmerkmal gilt (Dearnley & Meddings, 2021).

8.3 Ethische Aspekte und psychologische Sicherheit im Simulationstraining

Simulationstrainings sind hochdynamische Lehr- und Lernsituationen, die nicht nur didaktisch gestaltet, sondern auch unter strengen ethischen Gesichtspunkten reflektiert werden müssen. Die **informierte Einwilligung** stellt in diesem Zusammenhang einen Grundpfeiler dar. Teilnehmende müssen vor Beginn eines Trainings umfassend über Zielsetzung, Ablauf, potenzielle emotionale Belastungen sowie den Umgang mit personenbezogenen Daten und Aufzeichnungen informiert werden. Eine schriftliche Einwilligung, die jederzeit widerrufen werden kann, gilt als Standard (INACSL, 2021). Transparente Kommunikation schafft Vertrauen und fördert die aktive Beteiligung am Lernprozess.

Die **psychologische Sicherheit** ist ein weiterer entscheidender Faktor, da Simulationen intensive emotionale Reaktionen hervorrufen können. Insbesondere bei Szenarien mit hoher Realitätsnähe wie Notfällen, Todesfällen oder ethischen Dilemmata ist die psychologische Sicherheit der Teilnehmenden zentral. Lehrende sollten daher aufmerksam auf Anzeichen emotionaler Überforderung reagieren, Rückzugsoptionen ermöglichen und das Debriefing als geschützten Raum für Reflexion und Verarbeitung gestalten. Ein respektvoller Umgang mit emotionalen Reaktionen fördert nicht nur den Lernprozess, sondern auch die persönliche Weiterentwicklung der Teilnehmenden. (Dieckmann et al., 2012; Rudolph et al., 2014)

Von großer Bedeutung sind auch **Respekt und Gleichbehandlung.** Simulationen leben von der Vielfalt der Perspektiven der Teilnehmenden. Damit diese Vielfalt produktiv genutzt werden kann, ist ein Klima von Respekt und Gleichbehandlung unerlässlich. Diskriminierung aufgrund von Geschlecht, ethnischer Zugehörigkeit, Religion, sexueller Orientierung oder anderen Merkmalen ist in jeder Form zu unterbinden. Szenarien sollten daher inklusiv konzipiert und stereotype Darstellungen vermieden werden. Lehrende haben dabei eine Vorbildfunktion: Sie gestalten die Lernumgebung so, dass Diversität als Ressource sichtbar wird und alle Teilnehmenden chancengleich am Lernprozess partizipieren können.

Die vielfältige praktische Erfahrung in der Durchführung von Simulationstrainings zeigt, wie entscheidend die Beachtung dieser Aspekte für die Qualität des Lernprozesses ist. Sie fördern nicht nur das Lernen, sondern schaffen auch Vertrauen in das Format Simulation.

8.4 Ethische Verantwortung der Lehrenden

Diese Ausführungen zeigen, dass Lehrende eine besondere ethische Verantwortung für die Qualität und Integrität von Simulationstrainings tragen. Ihre Rolle geht über die Vermittlung fachlicher Inhalte hinaus; sie sind maßgeblich an der Gestaltung einer werteorientierten, sicheren und respektvollen Lernatmosphäre beteiligt. Zu ihren Aufgaben gehören unter anderem:

- die respektvolle und konstruktive Feedback-Kommunikation, die sicherstellt, dass Rückmeldungen unterstützend und wertschätzend erfolgen,
- die Förderung einer Fehlerkultur, in der Fehler nicht als Versagen, sondern als Lerngelegenheiten betrachtet werden,
- die transparente Vermittlung der Lernziele, damit Teilnehmende wissen, worauf das Training abzielt und wie Erfolg gemessen wird, sowie
- die Sensibilität gegenüber individuellen Belastungsgrenzen, um emotionale Überforderung zu vermeiden und psychologische Sicherheit zu gewähren.

Auch Nestel und Bearman (2015) sowie Rasesemola und Molabe (2025) weisen darauf hin, dass eine reflektierte und ethisch fundierte Lehrhaltung sich positiv auf das Vertrauen der Lernenden auswirkt. Es steigert ihre Motivation und unterstützt die Entwicklung von Selbstwirksamkeit. Lehrende sollten darüber hinaus kontinuierlich Fortbildungen in ethischen Fragestellungen besuchen und sich regelmäßig mit den besonderen Herausforderungen simulationsbasierter Lehre auseinandersetzen.

Die Berücksichtigung rechtlicher und ethischer Aspekte ist ein unverzichtbarer Bestandteil professioneller Simulationstrainings. Sie schützt die Rechte und das Wohlbefinden der Teilnehmenden, sichert die Qualität der Lehre und stärkt die gesellschaftliche Legitimation simulationsbasierter Ausbildung. Eine klare Kommunikation, die Einhaltung gesetzlicher Vorgaben und die ethische Reflexion des eigenen Handelns bilden die Grundlage für eine verantwortungsvolle Gestaltung von Simulationen. Nur so kann das volle Potenzial dieser innovativen Lehrmethode ausgeschöpft werden – im Dienst der Kompetenzentwicklung und der Patientensicherheit.

Aus den aufgezählten Punkten wird ersichtlich, das Simulationstrainings nicht nur einen didaktisch-methodischen Benefit bringen können, sondern auch rechtlich und ethisch anspruchsvoll sind. Sie bilden einen festen Bestandteil moderner Ausbildungs- und Fortbildungskonzepte im Gesundheitswesen. Die rasante technologische Entwicklung, die zunehmende Digitalisierung und die sich wandelnden Anforderungen an die Gesundheitsversorgung eröffnen neue Perspektiven für die Weiterentwicklung simulationsbasierter Lernformate.

Aus Erfahrung von nunmehr über fünfzehn Jahren in der Entwicklung und Durchführung von Simulationstrainings zeigt sich, dass sich dieses Feld kontinuierlich weiterentwickelt und durch technologische wie didaktische Innovationen geprägt ist. Im folgenden Kapitel werden daher zukünftige Entwicklungen und Trends beleuchtet, die bereits heute in der beruflichen Praxis des Verfassers sichtbar werden. Besondere Aufmerksamkeit verdienen dabei neue Technologien wie Virtual Reality (VR), Augmented Reality (AR), künstliche Intelligenz (KI) und adaptive Lernsysteme, die das Potenzial haben, Lernprozesse noch stärker zu individualisieren und Realitätsnähe auf ein neues Niveau zu heben. Darüber hinaus wird in der Arbeit des Verfassers auch ersichtlich, dass didaktische Konzepte wie interprofessionelles Lernen, immersive Szenarien und die Integration simulationsbasierter Elemente in hybride Lernumgebungen zunehmend an Bedeutung gewinnen. Ziel des nachfolgenden Kapitels ist es, die Potenziale dieser Ansätze zu skizzieren, zugleich aber auch die damit verbundenen Herausforderungen kritisch zu reflektieren. So soll ein Ausblick auf die Entwicklung von Simulationstrainings entstehen, der sowohl Chancen als auch Grenzen sichtbar macht.

9 Zukünftige Entwicklungen und Trends in der Simulation

Die Zukunft der Simulation wird maßgeblich durch technologische Innovationen, pädagogische Weiterentwicklungen und strukturelle Veränderungen im Gesundheitswesen geprägt. Ziel ist es, die Qualität, Zugänglichkeit und Nachhaltigkeit simulationsbasierter Lernformate weiter zu verbessern. (Cant & Cooper, 2021)

9.1 Technologische Innovationen

Digitale Technologien eröffnen neue Dimensionen des Lernens in simulationsbasierten Trainings. Virtual Reality (VR) und Augmented Reality (AR) ermöglichen immersive Szenarien, die komplexe klinische Situationen mit hoher Realitätsnähe abbilden. Während VR vollständig virtuelle Umgebungen schafft, ergänzt AR die reale Welt durch digitale Inhalte. Mixed Reality (MR) verbindet reale und virtuelle Aspekte.

Systematische Übersichtsarbeiten und Meta-Analysen belegen, dass diese Technologien nicht nur das Engagement und die Motivation der Lernenden steigern, sondern auch signifikante Verbesserungen in Wissen und praktischen Fertigkeiten bewirken. Beispielsweise fanden Kyaw et al. (2019) in ihrer Meta-Analyse heraus, dass VR-Interventionen im Vergleich zu traditionellen Lehrmethoden moderate bis große Effekte auf kognitive und praktische Kompetenzen zeigen. Auch neuere Studien von Asoodar et al. (2024) zeigen, dass AR/VR/MR-Einsatz in der medizinischen Ausbildung positive Auswirkungen auf Lern- und Verhaltensergebnisse hat.

Diese Formate bergen jedoch nach der Erfahrung des Verfassers auch Herausforderungen, insbesondere in Bezug auf Aufwand, Ausstattung, technische Umsetzung und Gestaltung des Lehr-Lern-Prozesses, um Realitätsnähe und pädagogische

Wirksamkeit auszuschöpfen. Künstliche Intelligenz (KI) erweitert das Spektrum simulationsbasierter Lehre ferner durch adaptive Szenariensteuerung, automatisiertes Feedback und präzise Leistungsanalysen. KI kann individuelle Lernverläufe erkennen und gezielt fördern, wodurch die Personalisierung des Trainings erheblich verbessert wird.

Die COVID-19-Pandemie hat die Entwicklung ferngesteuerter und hybrider Simulationen beschleunigt. Diese Formate kombinieren digitale Plattformen mit Präsenzphasen und ermöglichen ortsunabhängiges Lernen bei gleichbleibender didaktischer Qualität (McCoy et al., 2020).

9.2 Pädagogische Entwicklungen

Zukünftige Simulationstrainings werden zunehmend nach den Anforderungen an Pflegepersonen ausgerichtet sein. Die fortgeschrittene Pflegepraxis, welche beispielsweise im Bereich des Advanced Practice Nursing (ANP) vom International Council of Nurses (ICN, 2020) gefördert wurde, sowie der Einsatz standardisierter Bewertungsinstrumente tragen wesentlich zur Vergleichbarkeit und Qualitätssicherung in der pflegerischen und interprofessionellen Ausbildung bei. Darüber hinaus gewinnt das interprofessionelle Lernen weiter an Bedeutung. Simulationen schaffen ideale Bedingungen für die Zusammenarbeit zwischen Pflege, Medizin, Therapie und weiteren Gesundheitsberufen. Studienergebnisse von Reeves et al. (2020) zeigen, dass interprofessionelle Simulationssettings nicht nur die Qualität der Teamkommunikation verbessern, sondern auch zur Erhöhung der Patientensicherheit beitragen.

In der praktischen Arbeit des Verfassers mit Simulationstrainings zeigt sich, dass sich Gamification-Ansätze, also spielerische Abhandlungen, als wirkungsvolle Ergänzung erweisen können. Elemente wie Punktesysteme, Levels oder kleine Belohnungen steigern insbesondere bei jüngeren Lernenden spürbar die Motivation. Der Verfasser beobachtet dabei immer wieder, dass diese spielerischen Komponenten nicht nur das Engagement erhöhen, sondern auch die Bereitschaft zur Wiederholung von Szenarien fördern – ein entscheidender Faktor für nachhaltiges Lernen und Kompetenzentwicklung.

9.3 Herausforderungen und Chancen für die Zukunft

Die langjährige Erfahrung des Verfassers in der Simulation zeigt, dass die derzeitigen Entwicklungen zwar vielversprechend sind, jedoch auch vor grundlegenden Herausforderungen stehen. Es wird in der Arbeit mit Simulationstrainings immer wieder offensichtlich, dass der hohe Ressourcenbedarf technologischer Systeme nachhaltige Investitionsstrategien erfordert. In vielen Ländern fehlen auch nach wie vor einheitliche Qualitätsstandards. Dies erschwert die Vergleichbarkeit und internationale Anschlussfähigkeit. Besonders wichtig erscheint auch der Ausbau simulationsbasierter Angebote in ländlichen Regionen, um einen gerechten Zugang zu gewährleisten. Schließlich ist es unerlässlich, dass neue Methoden kontinuierlich evidenzbasiert evaluiert werden, um ihre Wirksamkeit langfristig zu sichern. Darauf weisen auch Cant und Cooper (2021) eindringlich hin.

Für die Zukunft der Simulation in der Pflegeausbildung liegt der Schlüssel in der intelligenten Verbindung technologischer Innovationen mit pädagogischer Qualität. Es wird entscheidend sein, die didaktische Wirksamkeit durch fundierte Forschung zu belegen, den Zugang zu hochwertigen Trainingsangeboten deutlich zu erweitern und gleichzeitig ethische wie rechtliche Standards konsequent zu berücksichtigen. Simulation wird damit ein dynamisches Feld bleiben, das die Pflegebildung und die Ausbildung an Fachhochschulen in der Gesundheits- und Krankenpflege nachhaltig prägt – und dessen Weiterentwicklung die Verfasser:innen dieser Publikation mitgestalten wollen.

Literaturverzeichnis für Teil 1

Aebersold, M., & Tschannen, D. (2013). Simulation in nursing practice: The impact on patient care. OJIN: The Online Journal of Issues in Nursing, 18(2). https://doi.org/10.3912/OJIN.Vol18No02Man06

Aebersold, M., & Tschannen, D. (2019). Simulation-based learning: No longer a novelty in undergraduate education. OJIN: The Online Journal of Issues in Nursing, 24(2). https://doi.org/10.3912/OJIN.Vol24No02PPT39

Alharbi, A., Nurfianti, A., Mullen, R. F. et al. (2024). The effectiveness of simulation-based learning (SBL) on students' knowledge and skills in nursing programs: a systematic review. BMC Med Educ 24, 1099. https://doi.org/10.1186/s12909-024-06080-z

Al-Worafi, Y. M. (2023). Ethics in Simulation Research. In: Al-Worafi, Y. M. (ed). Comprehensive Healthcare Simulation: Pharmacy Education, Practice and Research (Kapitel 40). Springer. https://doi.org/10.1007/978-3-031-33761-1_40

Asoodar, M., Janesarvatan, F., Yu, H., & de Jong, N. (2024). Theoretical foundations and implications of augmented reality, virtual reality, and mixed reality for immersive learning in health professions education. Advances in Simulation, 9, Article 36. https://doi.org/10.1186/s41077-024-00311-5

Azizi, M., Ramezani, G., Karimi, E. et al. (2022). Ein Vergleich der Auswirkungen des Unterrichts durch Simulation und der traditionellen Methode auf die Selbstwirksamkeitsfähigkeiten und die klinische Leistung der Pflegeschüler: eine quasi-experimentelle Studie. BMC Nurs 21, 283. https://doi.org/10.1186/s12912-022-01065-z

Cant, R. P., & Cooper, S. J. (2021). Use of simulation-based learning in undergraduate nurse education: An umbrella systematic review. Nurse Education Today, 49, 63–71. https://doi.org/10.1016/j.nedt.2016.11.015

Cook, D. A., Hamstra, S. J., Brydges, R. Zendejas, B., Szostek, J. H., Wang, A. T., Erwin, P. J., & Hatala, R. (2013). Comparative effectiveness of instructional design features in simulation-based education: Systematic review and meta-analysis. Medical Teacher, 35(1), e867–e898. https://doi.org/10.3109/0142159X.2012.714886

Daneshfar, M., & Moonaghi, H. K. (2025). The impact of clinical simulation on bridging the theory–practice gap in nursing education: a systematic review. BMC Med Educ 25, 1216. https://doi.org/10.1186/s12909-025-07790-8

Dieckmann, P., Friis, S. M., Lippert, A., & Østergaard, D. (2012). Goals, success factors, and barriers for simulation-based learning: A qualitative interview study in health care. Simulation & Gaming, 43(5), 627–647. https://doi.org/10.1177/1046878112439649

Eppich, W., & Cheng, A. (2015). Promoting Excellence and Reflective Learning in Simulation (PEARLS): Development and Rationale for a Blended Approach to Health Care Simulation Debriefing. Simulation in Healthcare, 10(2), 106–115.

Fanning, R. M., & Gaba, D. M. (2007). The role of debriefing in simulation-based learning. Simulation in Healthcare, 2(2), 115–125. https://doi.org/10.1097/SIH.0b013e3180315539

Gaba, D. M. (2004). The future vision of simulation in health care. Quality and Safety in Health Care, 13(Suppl 1), i2–i10. https://doi.org/10.1136/qhc.13.suppl_1.i2

Goldgruber, J. J. (2021). Geschichtliche Entwicklung des Simulationstrainings in Medizin und Pflege. Pro Care, 26, 38–41. https://link.springer.com/article/10.1007/s00735-021-1303-z

Harden, R. M. (2016). Revisiting 'Assessment of clinical competence using an objective structured clinical examination (OSCE)'. Medical Education, 50(4), 376–379. https://doi.org/10.1111/medu.12801

Husebø, S. E., Reierson, I. Å., Hansen, A., & Solli, H. (2024). Post-simulation debriefing as a stepping stone to self-reflection and increased awareness – a qualitative study. Advances in Simulation, 9, Article 33. https://doi.org/10.1186/s41077-024-00306-2

INACSL Standards Committee (2021). Healthcare Simulation Standards of Best Practice®: Simulation Design. Clinical Simulation in Nursing, 58, 14–21. https://doi.org/10.1016/j.ecns.2021.08.009

International Council of Nurses (ICN) (2020). Nursing education and the emerging global health challenges. ICN.

Kim, J., Park, J. H., & Shin, S. (2016). Effectiveness of simulation-based nursing education depending on fidelity: a meta-analysis. BMC Med Educ, 16, 152. https://doi.org/10.1186/s12909-016-0672-7

Kirkpatrick, D. L., & Kirkpatrick, J. D. (2016). Kirkpatrick's four levels of training evaluation. ATD Press.

Kolb, D. A. (1984). Experiential learning: Experience as the source of learning and development. Prentice Hall.

Kyaw, B. M., Saxena, N., Posadzki, P., Vseteckova, J., Nikolaou, C. K., George, P. P., & Car, J. (2019). Virtual reality for health professions education: Systematic review and meta-analysis by the digital health education collaboration. Journal of Medical Internet Research, 21(1), e12959. https://doi.org/10.2196/12959

Lapkin, S., Levett-Jones, T., Bellchambers, H., & Fernandez, R. (2021). Effectiveness of patient simulation manikins in teaching clinical reasoning skills to undergraduate nursing students: A systematic review. Clinical Simulation in Nursing, 7(6), e219–e228. https://doi.org/10.1016/j.ecns.2010.05.005

Lateef, F. (2010). Simulation-based learning: Just like the real thing. Journal of Emergencies, Trauma, and Shock, 3(4), 348–352. https://doi.org/10.4103/0974-2700.70743

Lewis, K. L., Bohnert, C. A., Gammon, W. L., Hölzer, H., Lyman, L., Smith, C., Thompson, T., Wallace, A., & Gliva-McConvey, G. (2017). The Association of Standardized Patient Educators (ASPE) Standards of Best Practice (SOBP). Advances in Simulation, 2(1), 10. https://doi.org/10.1186/s41077-017-0043-4

Lyons, K., McLaughlin, J. E., Khanova, J., & Roth, M. T. (2022). Describing Ultrasound Skills Teaching by Near-Peer and Faculty Tutors Using the Lens of Cognitive Apprenticeship. Teaching and learning in medicine, 36(1), 33–42. https://doi.org/10.1080/10401334.2022.2140430

Loewenhardt, C., & Herzig, T. (2021). Lernen in simulierten Lernumgebungen in den Gesundheitsfachberufen. In: Springer Reference Pflege – Therapie – Gesundheit (Kapitel: Interprofessionelles simulationsbasiertes Lernen (Skills-Lab-Lernen)). Springer. DOI: 10.1007/978-3-662-61428-0_33-1

Medizinische Hochschule Hannover (o. D.). Der Einsatz von Simulationspatient:innen in Ihrem Unterricht oder Ihrer Prüfung. Online unter: https://www.mhh.de/simulationspatienten/1/simulationspatientinnen-einsetzen (Letzter Zugriff: 12.11.2025).

Ma, J., Lee, Y., & Kang, J. (2023). Standardized Patient Simulation for More Effective Undergraduate Nursing Education: A Systematic Review and Meta-Analysis. Clinical Simulation in Nursing, 74, 19–37. https://doi.org/10.1016/j.ecns.2022.10.002

McCoy, C. E., Sayegh, J., Alrabah, R., & Yarris, L. M. (2020). Telesimulation: An innovative tool for health professions education. AEM Education and Training, 4(2), 132–136. https://doi.org/10.1002/aet2.10015

Müller-Mundt, G., Schaeffer, D., Pleschberger, S., & Brinkhoff, P. (2000). Patientenedukation – (k)ein zentrales Thema in der deutschen Pflege? PfleGe, 5(2), S. 53.

Mujlli, G., Al-Ghosen, A., Alrabah, R., Munshi, F., & Ozdemir, B. et al. (2023). Development and validation of Simulation Scenario Quality Instrument (SSQI). BMC Medical Education, 23, Artikel 972. https://doi.org/10.1186/s12909-023-04935-5

Nestel, D. F., & Bearman, M. L. (2015). Theory and simulation-based education: definitions, worldviews and applications. Clinical Simulation in Nursing, 11(8), 349–354. https://doi.org/10.1016/j.ecns.2015.05.013

Peter-Bruckmann-Schule (2023). Skills- und Simulationstraining in der Pflegeausbildung. Online unter: https://www.pbs-hn.de/berufsfachschule/skills-und-simulationstraining-in-der-pflegeausbildung/ (Letzter Zugriff: 12.11.2025).

Papanagnou, D., Klein, M. R., Zhang, X. C., Cameron, K. A., Doty, A., McCarthy, D. M., Rising, K. L., & Salzman, D. H. (2021). Developing standardized patient-based cases for communication training: Lessons learned from training residents to communicate diagnostic uncertainty. Advances in Simulation, 6, Article 26. https://doi.org/10.1186/s41077-021-00176-y

Rasesemola, R. M. R., & Molabe, M. P. T. (2025). Enhancing student nurses' ethical skills via simulation-based learning: barriers and opportunities. BMC Nursing, 24, Article 147. https://doi.org/10.1186/s12912-025-02742-5

Rudolph, J. W., Simon, R., Dufresne, R. L., & Raemer, D. B. (2007). There's no such thing as "nonjudgmental" debriefing: A theory and method for debriefing with good judgment. Simulation in Healthcare, 2(1), 49–55. https://doi.org/10.1097/SIH.0b013e31802debrief

Reeves, S., Fletcher, S., Barr, H., Birch, I., Boet, S., Davies, N., ... & Kitto, S. (2020). A BEME systematic review of the effects of interprofessional education: BEME Guide No. 39. Medical Teacher, 38(7), 656–668. https://doi.org/10.3109/0142159X.2016.1173663

Sommer, M., Fritz, A. H., Thrien, C., Kursch, A., & Peters, T. (2019). Simulationspatienten in der Medizinischen Ausbildung – Eine Umfrage zum IST-Stand in Deutschland, Österreich und der Schweiz. GMS Journal for Medical Education, 36(3), Doc27. https://doi.org/10.3205/zma001235

St. Pierre, M. (2018). Simulation in der Medizin. 2. Auflage. Springer.

Steinacker, A. C., Kreiss, V., & Herchet, D. (2022). Simulationsszenarien für Aus- und Weiterbildung in der Pflege: Mit ausgearbeiteten Szenarien für die praktische Umsetzung. Springer.

Stufflebeam, D. L. (1971). The Relevance of the CIPP Evaluation Model for Educational Accountability. Journal of Research and Development in Education, 5, 19–25.

Stufflebeam, D. L., & Shinkfield, A. J. (2007). Evaluation theory, models and applications. Jossey-Bass.

Sunder, N., & Segmüller, T. (2017). Pflegebezogene Patientenedukation in Deutschland – ein deskriptives Update. In: Segmüller, T. (Hrsg.). Beraten, Informieren und Schulen. Ausgewählte Beiträge der Sektionsarbeit: Sektion BIS, Deutsche Gesellschaft für Pflegewissenschaft.

Tonapa, S. I., Mulyadi, M., Ho, K. H. M., & Efendi, F. (2023). Effectiveness of using high-fidelity simulation on learning outcomes in undergraduate nursing education: systematic review and meta-analysis. Eur Rev Med Pharmacol Sci, 27(2), 444–458. DOI: 10.26355/eurrev_202301_31040.

Voigt, P., & von dem Bussche, A. (2017). The EU General Data Protection Regulation (GDPR). Springer.

Ziv, A., Wolpe, P. R., Small, S. D., & Glick, S. (2019). Simulation-based medical education: An ethical imperative. Academic Medicine, 78(8), 783–788. https://doi.org/10.1097/00001888-200308000-00006

Teil 2

Präzise Diagnostik im Kontext von Simulationen

Bettina Bachmann-Schrittesser, Melitta Horak

1 Fallarbeit im Rahmen der Pflegediagnostik als Instrument der Professionalisierung

Die gegenwärtigen gesellschaftlichen und demografischen Entwicklungen führen bekanntermaßen dazu, dass Pflegepersonen sich zunehmend mit Fallsituationen beschäftigen müssen, die eine hohe Komplexität erreicht haben. Fallsituationen, in denen nicht mehr deutlich zu erkennen ist, wo die größten Herausforderungen liegen. Die Pflegewissenschafterin Berta Schrems (2021) hat sich mit dieser Thematik vertiefend auseinandergesetzt und Methoden entwickelt, die es ermöglichen, sich dieser Komplexität zu stellen. Die Verfasserinnen des vorliegenden Werks orientieren sich in ihren Lehrveranstaltungen an den Erkenntnissen von Schrems und beschäftigen sich vertiefend mit dem Aufbau methodischer und didaktischer Konzepte in der Ausbildung, um den Kompetenzaufbau bei den Studierenden im Umgang mit komplexen Situationen, Fallverstehen und präziser Diagnostik zu ermöglichen. Simulationstraining zeigt sich in diesem Zusammenhang als eine sehr effiziente Methode für einen nachhaltigen Kompetenzaufbau.

Um den Aufbau dieser methodischen und didaktischen Konzepte in Zusammenhang mit dem Simulationstraining besser verstehen zu können, wird nachfolgend auf die notwendige theoretische Fundierung von Fallarbeit und präziser Diagnostik eingegangen. In einem kurzen historischen Rückblick wird die Entwicklung von Fallarbeit und die Entstehung des Pflegeprozesses beschrieben, um die Entwicklung und Bedeutung dessen für Ausbildung und Praxis verständlich aufzeigen zu können.

1.1 Historischer Rückblick auf die Entwicklung von Fallarbeit in Zusammenhang mit Pflegediagnostik

Die Schweizer Pflegewissenschafter:innen Müller Staub und Georg (2017, S. 23–33) weisen darauf hin, dass die Vorstellungen von Pflege historisch gesehen auf Florence Nightingale (um 1860) zurückgehen. Sie legte den ersten Grundstein der Berufsentwicklung für die Gesundheits- und Krankenpflege. Im Rahmen der weiteren Berufsentwicklung spielte die Thematik Pflegeprozess, zuerst vor allem im angloamerikanischen Raum, eine wichtige Rolle. Der Begriff der Pflegediagnose wurde von Virgina Frey im Jahre 1953 geprägt und im selben Jahr fand der Begriff des Pflegeprozesses durch Virginia Henderson Erwähnung. Im europäischen Raum wurde die Einführung des Pflegeprozesses erst um 1970 beschrieben. Prägend dabei waren die theoretischen Ausführungen im Modell der schottischen Pflegewissenschafterinnen Roper, Logan und Tierney, die von den Schweizer Pflegewissenschafterinnen Fiechter und Meier mit dem Pflegeprozess in Verbindung gebracht wurden. Damals konnte bereits in einem detaillierten Übungsteil mit Fallbeispielen die Ableitung des Pflegeprozesses geübt werden. In den kommenden Jahren folgte eine Weiterentwicklung des Pflegemodells nach Roper, Logan und Tierney im deutschsprachigen Europa durch Juliane Juchli und Monika Krohwinkel.

Durch die Akademisierung des Pflegeberufes in den letzten Jahrzehnten und somit die Etablierung der Studiengänge für Pflegewissenschaft an den Universitäten und Fachhochschulen gewann die wissenschaftliche Herangehensweise im deutschsprachigen Raum, auch in Zusammenhang mit dem Pflegeprozess und der Pflegediagnostik ausgehend von Fallsituationen, eine immer größere Bedeutung. Bereits im Jahre 2007 wies Hundenborn (2007) darauf hin, dass fallbezogene Forschungsergebnisse, mit Einbezug einer Fallanalyse und Fallrekonstruktion, in Zusammenhang mit dem Pflegeprozess eine immer größere Bedeutung erhielten. Nachfolgend wird auf diese Entwicklung im österreichischen Kontext eingegangen.

1.2 Entwicklung des Pflegeprozesses und der Pflegediagnostik in Österreich

In Österreich wurde der Pflegeprozess erstmalig im Rahmen der Verabschiedung des Gesundheits- und Krankenpflegegesetzes [GuKG] im Jahre 1997 (§ 14 GuKG) im damals so genannten „eigenverantwortlichen Tätigkeitsbereich" gesetzlich verankert. Dieser Tätigkeitsbereich wurde mit der GuKG-Novelle 2016 als „pflegerische Kernkompetenz" benannt. Er ermöglichte es Gesundheits- und Krankenpflegepersonen des gehobenen Dienstes, nun auch in Österreich ausgehend von den erhobenen Reaktionen, Informationen und Daten im zugrundeliegenden Assessment eine Pflegediagnose abzuleiten, für die es keinerlei Einschätzung oder Delegation von Mediziner:innen bedarf. Von den gestellten Pflegediagnosen ausgehend werden dann gemeinsam mit den zu betreuenden Personen, ihren An- und Zugehörigen, mit der gesamten Familie oder mit Gemeinschaften Ziele und Interventionen abgeleitet und geplant.

Diese Erläuterung findet sich auch in der Definition einer Pflegediagnose der NANDA I (2025): „Eine [Pflegediagnose ist eine] klinische Beurteilung in Bezug auf eine menschliche Reaktion auf Gesundheitszustände/Lebensprozesse oder eine Anfälligkeit für diese Reaktion bei einem Individuum, einer Familie oder einer Gemeinschaft. […] Pflegediagnosen bilden die Grundlage für die Wahl geeigneter Pflegeinterventionen, mit denen Outcomes erreicht werden sollen, für die die jeweilige Pflegeperson verantwortlich ist." NANDA I ist eine weltweite pflegewissenschaftliche Organisation, die sich mit der Formulierung, Entwicklung und Prüfung von Pflegediagnosen beschäftigt.

Übergeordnetes Ziel des Pflegeprozesses ist es, ausgehend von einer präzisen Diagnose mit evidenzbasierten Interventionen ein positives Outcome für die Zielgruppe bei gesundheitlichen Herausforderungen zu erreichen und diesen Prozess auf die Zielerreichung hin zu überwachen und zu überprüfen. Die vertiefende Auseinandersetzung mit der Thematik besonders in Zusammenhang mit der Abgrenzung von der medizinischen Diagnose zeigt, dass eine pflegerische Diagnose sich von der medizinischen Diagnose grundlegend unterscheidet. Ärztliche Berufe beschäftigen sich ausgehend von einem pathogenetischen Verständnis mit dem Phänomen der Krankheit an sich. Im Rahmen des diagnostischen Prozesses erheben sie Daten und medizinische Befunde, um auf Grundlage dieser eine medizinische Diagnose zu erstellen, die sich im Idealfall im ICD-10-Codex wiederfindet. (Beim ICD-10-Codex handelt es um ein Klassifikationssystem von wissenschaftlich fundierten medizinischen Diagnosen, welches von der WHO entwickelt und laufend weiter optimiert wird.) Danach wird ausgehend von einem – idealerweise evidenzbasierten – Therapieschema behandelt. Im besten Falle soll erreicht werden, dass der behandelte Mensch wieder absolute Gesundheit erhält.

Eine Pflegediagnose jedoch beurteilt, wie zuvor aufgezeigt werden konnte, die Reaktionen von Menschen in Bezug auf Gesundheitszustände (Krankheiten, Unfälle, gesundheitliche Herausforderungen bei noch an sich gesunden Menschen etc.) und Lebensprozesse (z. B. Altern) oder die Anfälligkeit für diese Reaktion. Das Ziel ist es dann, Menschen in der Planungsphase mittels gemeinsam vereinbarter Ziele und Interventionen in allen Lebenslagen zu unterstützen und sie zu befähigen, selbst wieder mit diesen Herausforderungen zurechtzukommen.

Menschen reagieren bekanntermaßen sehr unterschiedlich auf gesundheitliche Veränderungen oder auf verschiedene Lebensprozesse. Deswegen werden neben Pflegediagnosen, die durch entsprechende Reaktionen ein Problem, die sogenannte **problemfokussierte** Diagnose, erfassen, auch drei weitere Pflegediagnosentypen unterschieden. In der **Risikopflegediagnose** wird die Anfälligkeit für ein Problem, d. h. ein Risiko, ausgehend von den Reaktionen und Informationen erfasst. Sogenannte **Syndrom-Pflegediagnosen** enthalten wiederum Bündel von Pflegediagnosen, die mit denselben Zielen und Interventionen behandelt werden können. Sogenannte **Gesundheitsförderungspflegediagnosen** erfassen Reaktionen, mit denen Individuen, Familien oder Gemeinschaften durch ihre Äußerungen oder ihr Verhalten Bereitschaft zeigen, ihre eigene Gesundheit fördern zu wollen. Sie sind auf den Wunsch des/der Betroffenen hin darauf ausgerichtet, das Wohlbefinden und die Lebensqualität zu verbessern (Doenges et al., 2024, S. 96).

Wichtig ist auch hervorzuheben, dass der gehobene Dienst für Gesundheits- und Krankenpflege ident der Definition der Pflegediagnose nicht nur die Reaktionen der zu betreuenden Menschen, sondern auch die Reaktionen der Familie, der An- und Zugehörigen, der Gemeinschaft klinisch beurteilt. Es muss beachtet werden, dass sich die häufig sehr verschiedenen Reaktionen von Menschen gegenseitig beeinflussen können. Dadurch entsteht in den Pflegesituationen eine gewisse Komplexität, deren auslösende Faktoren oft nicht sofort erkannt und somit im pflegediagnostischen Prozess auch nicht berücksichtigt werden können. Dies kann somit zu weiteren Herausforderungen führen.

Es ist von großer Bedeutung, diese Faktoren von Komplexität in einem Fall zu erfassen und auch Kriterien zu bestimmen, die diese Komplexität sichtbar machen. Reaktionen von Individuen, Familien und Gemeinschaften werden auch oft von Rahmenbedingungen des Arbeitsumfelds (Juraszovich et al., 2023) sowie von persönlichen Befindlichkeiten und Gegebenheiten des Pflegepersonals beeinflusst. Es ist deswegen bedeutsam, all dies auch wahrzunehmen und als ursächliche Faktoren für erhöhte Komplexität in einer Fallsituation zu erkennen.

2 Komplexität in Fallsituationen

Die Fallarbeit hat sich in den letzten Jahrzehnten als bewährte Methode zum Kompetenzaufbau im Umgang mit komplexen Situationen bewährt. Um jedoch mit Fällen arbeiten zu können, muss zuerst verstanden werden, was unter einem Fall sowie der sogenannten Komplexität in einer Fallsituation zu verstehen ist, und welche Faktoren darauf einwirken. Pflegewissenschafter:innen und -expert:innen haben sich in den letzten Jahrzehnten vertiefend hiermit auseinandergesetzt.

2.1 Bestimmung eines komplexen Falles

Zur Klärung eines Falles wurden bereits im Jahre 2007 verschiedenste Definitionen von Hundenborn (2007, S. 3) herangezogen und analysiert. Es zeigte sich, dass sich in der Vielfalt der Definitionen unterschiedliche Auffassungen verbergen, was unter einem Fall zu verstehen ist. Der Fokus lag dabei jedoch immer auf der in der Realität vorkommenden Situation. Auch können die jeweiligen Berufsgruppen einen Fall unterschiedlich definieren, da die zugrundliegenden Aufgaben und Handlungsfelder variieren.

Der Anlass, um in der Praxis einen Fall abzuleiten, beinhaltet nach Schrems (2022) das Verhältnis von Allgemeinem bzw. auch Bekanntem zum Besonderen, welches konkret in der Situation eine spezifische Deutung benötigt. Schrems weist weiters darauf hin, dass dazu auch eine Begebenheit herangezogen werden kann, der eine Bedeutung durch eine Person beigemessen wird. Die erfassten Situationen müssen in Form einer Erzählung oder verschriftlichten Darstellung erhoben werden. Dabei wird die Situation geschildert oder beschrieben. Zentral sind die Erfassung der Herausforderung(en) aus Sicht der beschreibenden Person sowie die Bedürfnisse, Emotionen, Möglichkeiten und Grenzen, die der Situation zugrunde liegen.

Daraus lassen sich in der Bearbeitung Hypothesen bzw. Annahmen ableiten und in Zusammenhang mit Methoden der Fallarbeit (z. B. die interpretative Fallarbeit, siehe Kapitel 3.3) diskutieren und analysieren. Eine solche Hypothesengenerierung liegt auch dem pflegediagnostischen Prozess zugrunde (siehe Kapitel 5). Ein Fall ist ein Fall, wenn er eine gewisse Komplexität aufweist, auf deren Begriffserklärung und Faktoren im nächsten Kapitel eingegangen wird.

2.2 Komplexität und Faktoren einer komplexen Fallsituation

Unter Komplexität wird nicht nur eine Vielzahl an Einzelkomponenten verstanden, sondern auch oder vielmehr deren nicht mehr durchschaubares und vorhersagbares Zusammenwirken, das in den jeweiligen individuellen Situationen in verschiedensten Konstellationen vorkommen kann. Um es annähernd verstehen zu können, muss über die Betrachtung von Einzelphänomenen hinausgegangen werden, auch kontextuelle Faktoren sowie die individuelle Situation und ihre Bedeutung müssen miteinbezogen werden (Schrems, 2021, S. 290). Weiters beschreibt Schrems (2021, S. 291), dass sich Komplexität im Bereich der Gesundheit und Krankheit auf mindestens drei Bereiche zurückführen lässt. Die Bereiche zeigen sich in der Vielfältigkeit des Phänomens von Gesundheit und Krankheit an sich, den jeweiligen Planungen von Interventionen von Pflegepersonen und in den Reaktionen der danach handelnden Personen. Darüber hinaus kommt es auch zu einem Zusammenwirken der individuellen Erkrankung und der geplanten Intervention, die von weiteren Faktoren (wie der Umgebung) beeinflusst wird. Beispielhaft ist die Unterstützung beim Essen einer Person mit Alzheimer-Erkrankung angegeben, die durch Faktoren wie das allgemeine Wohlbefinden der Person, die Zeit des Essens sowie die Zubereitung, Geschmack, Geruch, Nährwert der Lebensmittel, aber auch die Sitzposition, die von der zu unterstützenden Person eingenommen wird, beeinflusst wird und die Reaktion der Person beeinflussen kann. Dabei können unterschiedliche Reaktionen bei den Menschen beobachtet werden wie z. B. ein ablehnendes Verhalten durch Wegschlagen des Bestecks oder ein Weigern, den Mund zu öffnen, ein Husten während der Aufnahme von Speisen und vieles mehr. Hierbei wird deutlich, dass auch scheinbar einfach wirkende Interventionen durch die vielfältigen Reaktionen der zu betreuenden Personen sowie durch verschiedene weitere Einflüsse Komplexität erlangen können. Als auslösender Faktor zeigt sich auch das Verhalten der agierenden Betreuungspersonen wie z. B. ein zu schnelles Verabreichen der Speisen oder Unterhaltungen mit anderen Personen während der Unterstützungstätigkeit.

Auch die österreichische Pflegewissenschafterin Mayer (2024) zeigt in ihrem Editorial der Zeitschrift Pflege diesbezüglich Forschungsergebnisse auf und weist darauf hin, dass die Pflegeperson selbst auch immer einen Teil der Intervention mit Wirkung darstellt. Dabei stehen die Begegnung mit dem Menschen, die Qualität der Interaktion basierend auf Fachwissen, das Wissen um die Situation sowie die Haltung und das Rollenverständnis der handelnden Pflegeperson im Zentrum und entfalten eine Wirksamkeit auf die jeweilige Situation. Es ist entscheidend, mit welchen grundlegenden Werten, welchem Verständnis hinsichtlich der jeweiligen Situation im Kontext der Individualität von Menschen und mit welcher personenzentrierten Haltung Pflegehandlungen ausgeführt werden.

Komplexität zeigt sich auch durch die Dimensionen **Instabilität, Variabilität** und **Unsicherheit**. Eine entscheidende Rolle spielt dabei die Unvorhersehbarkeit in Pflegesituationen. Diese Ergebnisse zeigen Gurtner et al. (2018) in ihrer Fallstudie auf. Sie widmeten sich der patientenbezogenen Komplexität in der Pflege im Akutspital. Sie erfassten die drei Dimensionen anhand von Interviews mit Pflegefachpersonen und Pflegeexpert:innen und schätzten die Komplexität der Pflege mithilfe eines Fragebogens ein. Dabei waren alle Pflegepersonen in der Studie in der Auswahl bedacht darauf, dass sie Situationen zwar als momentan stabil wahrnehmen, diese jedoch zukünftig dynamisch veränderbar sind. Die Dimension **Unsicherheit** wurde von den Befragten angegeben, wenn sie mit unbekannten Diagnosen oder Komorbiditäten konfrontiert waren und/oder wenn sie mit den zu betreuenden Personen nicht aktiv kommunizieren und sich diese aufgrund von reduzierten Ressourcen nicht einbringen konnten.

Huber et al. (2020) konnten innerhalb ihrer Studie fünf Komplexitätskategorien für die Anforderungen an die Pflege beschreiben. Die Ableitung der Kategorien erfolgte von „nicht komplex" bis „höchst komplex", wobei die letzte Kategorie eine Situation beschreibt, die instabil, wenig kontrollierbar und schwer einschätzbar war und beispielsweise ein ethisches Dilemma mit sich brachte. Die Autor:innen geben auch hier an, dass dies ein erster Versuch sei, Komplexitätskategorien voneinander abzugrenzen, die Komplexität jedoch von weiteren Faktoren und Umgebungskontexten abhängt. Um eine Fallsituation in der Praxis gezielt als komplex erkennen zu können, benötigt es die Fähigkeit bzw. die Kompetenz von Pflegepersonen, Komplexität auch als solche zu erfassen.

2.3 Komplexität und Kompetenzerwerb

Die berufliche Erfahrung der Verfasserinnen zeigt, dass die Wahrnehmung und Erfassung der Komplexität in den pflegerischen Situationen vom Ausbildungsgrad, der Offenheit des Denkens sowie auch von vielfältiger Berufserfahrung, einem umfassenden Fachwissen und den Erfahrungen in den jeweiligen Situationen abhängt. Diese Erfahrung deckt sich auch mit den Erkenntnissen von Schrems (siehe Kapitel 2.2 & 3.3 in diesem Band). Aber auch Patricia Benner (2017) beschreibt diese Entwicklung von Pflegepersonen über Stufen hinweg. Sie lehnt diese Beschreibung an das Dreyfus-Modell von 1977 an. Die unterste Stufe des/der Anfänger:in, auf der sich Auszubildende der Gesundheits- und Krankenpflege befinden, verfügt über wenig bis keine Erfahrung in der Situation und benötigt zuerst allgemeine Information, um die Parameter aufgrund von theoretischem, regelgeleitetem Wissen einschätzen zu können. Auszubildende arbeiten folgend Interventionen ab, ohne zu wissen, welche Aufgaben Priorität haben. Diese Einschätzung des/der Anfänger:in ist nicht nur für Studierende und Absolvent:innen von Ausbildungen relevant, sondern betrifft immer auch Pflegefachpersonen, die sehr lange in nur einem Bereich gearbeitet haben, das Fachgebiet wechseln und somit nicht auf eine diesbezügliche, erweiterte Wissens- und Erfahrungsbasis zurückgreifen können. Es werden Methoden des Kompetenzaufbaus benötigt, um neue Situationen und deren Komplexität zu erfassen.

Auf den höheren Kompetenzstufen gibt es Unterschiede in der Wahrnehmung der Komplexität der Pflegesituationen. Die Pflegewissenschafterinnen Müller Staub und Stucker-Studer (2006) weisen darauf hin, dass Fachexpert:innen auf vertieftes und durch Erfahrungen erweitertes Wissen zurückgreifen und sich damit Zusammenhänge und Reaktionen von Patient:innen eher erklären und deswegen auch eher entsprechend präzisere Pflegediagnosen mit Zielen und Pflegeinterventionen ableiten können. Fallbesprechungen in diversen Lehrveranstaltungen der Verfasserinnen, auch mit Pflegepersonen, die schon lange im Berufsfeld sind, zeigen jedoch häufig, dass die berufliche Erfahrung alleine oft nicht ausreicht. Entscheidend ist, dass Offenheit im Denken, die Bereitschaft, über den Tellerrand hinaussehen und neue kreative Lösungen finden zu wollen, etc. gegeben sein müssen. Weiters wird auch ein Erlernen von systematischen Methoden benötigt, mit denen die Komplexität von Fällen reduziert werden kann.

Um die Komplexität von Fällen reduzieren zu können, werden dazu im ersten Schritt Einzelphänomene, relevante Reaktionen, Daten und Informationen in der individuellen Situation erfasst, um danach Zusammenhänge zu erkennen, von denen Gesundheitsprobleme und Lebensprozesse abgeleitet werden können. In der vertieften Auseinandersetzung mit der Thematik zeigt sich, dass bei dieser Herangehensweise von Schrems (2021) im Speziellen das hermeneutische Fallverständnis (siehe Kapitel 3.3.1) von großer Bedeutung und wertvoll für den Kompetenzaufbau ist. Zur Generierung des hermeneutischen Fallverstehens ist es notwendig, dass diplomierte Gesundheits- und Krankenpflegepersonen in der Lage sind, kritisch zu reflektieren, und in der ersten Phase des Fallverstehens durch offenes, unsystematisches und vorurteilsfreies Denken an die Situation herangehen (siehe Kapitel 4.1) sowie in den weiteren Schritten auch wieder in einer strukturierten, prozesshaften Annäherung an das Fallverständnis komplexe Situationen erfassen und verstehen.

Die gewonnenen Erkenntnisse können dann ausgehend vom näheren Fallverstehen hin zur präzisen Diagnostik unter Ableitung von Zielen und Interventionen im gesamten Pflegeprozess nutzbar gemacht werden (siehe Kapitel 4.3).

In diesem Zusammenhang bedeutet Verstehen nach Schrems (2021), dass eine Gesundheits- und Krankenpflegeperson die gesetzten Handlungen oder das Verhalten, die Gefühls- und Emotionsausdrücke (auch in Form von Sprache und Wörtern) und deren Begleiterscheinungen sowie deren Herausforderungen erkennen kann und sich dem Verständnis und der Bedeutung dieser annähert. Im Rahmen einer akademischen, generalistischen Ausbildung für Gesundheits- und Krankenpflege ist es deswegen notwendig, diese geisteswissenschaftlich fundierte Herangehensweise zur Erkenntnisgenerierung zu nutzen und den Kompetenzaufbau im Umgang mit Komplexität mit entsprechenden didaktisch und methodisch angepassten Konzepten zu gewährleisten. Schrems (2022) hat dazu, neben der interpretativen Fallarbeit, weitere Formen der Fallarbeit beschrieben, die in der Ausbildung im Simulationstraining nutzbar gemacht werden können. Deswegen erfolgt nachfolgend ausgehend von den einzelnen Formen der Fallarbeit nach Schrems eine erweiterte Auseinandersetzung.

3 Fallarbeit – Formen und Erläuterungen

Komplexe Fallsituationen können durch Fallarbeit in monodisziplinären, interdisziplinären und multidisziplinären Teams bearbeitet werden. Die Bearbeitung durch verschiedene Personen erhöht den Erkenntnisgewinn hinsichtlich Fallverstehen. Verschiedene Perspektiven, das Fach- und Erfahrungswissen sowie Erkenntnisse aus vorangegangen Patientensituationen können auf diese Weise in eine Fallbesprechung einfließen. So kann ermöglicht werden, dass man sich dem Verstehen der Reaktionen der zu betreuenden Menschen immer weiter annähern kann, da unterschiedlichstes neues Wissen auch zur Annäherung an das Verständnis rund um die Lebenswelt von Patient:innen und ihren An- und Zugehörigen führt.

„Störfaktoren" im praktischen Alltag, z. B. ein aggressiver, extrem fordernder Patient oder eine Patientin, die immer wieder aufgenommen werden muss, sind oft Auslöser für eine Fallbesprechung und unterbrechen die Alltagsroutine. Solche Störfaktoren können in Zusammenhang mit Patient:innen wiederholt auftreten. Dies führt die diplomierte Gesundheits- und Krankenpflegeperson (DGKP) auch zu sogenannten typischen, sich wiederholenden Situationen, die zu einem nachhaltigen Erkenntnisgewinn hinsichtlich der auslösenden Faktoren führen können und in ähnlichen, wieder auftretenden Situationen zu einem späteren Zeitpunkt zum Einsatz kommen. Diese Störfaktoren stellen Patient:innen wie Pflegekräfte vor Herausforderungen, da sie dadurch das angestrebte Ziel während der Betreuung nicht erreichen. Eine Zielanpassung wird benötigt, um durch eine anderweitige, oftmals auch kreative Lösung das bestmögliche Outcome zu erreichen. Um zu einer solchen neuen Lösung zu kommen, ist es von Bedeutung, dass die zugrundeliegende Herausforderung herausgearbeitet wird, um das Zusammenwirken der Einzelphänomene sichtbar zu machen. Eine mögliche Herangehensweise ist dabei nach Schrems (2022) die reflexive Fallarbeit.

3.1 Reflexive Fallarbeit – theoretische Fundierung

In der reflexiven Fallarbeit werden nach Schrems (2022) in einer Fallsituation rückwirkend nur jene Aspekte beschrieben, die auch wahrgenommen und beobachtet wurden. Dabei treten in einer Situation viele unterschiedliche Eindrücke auf, die nicht alle aufgenommen werden können, da unser Gehirn eine begrenzte Aufnahmefähigkeit hat und von sich aus selektiert, um den Menschen zu schützen. Den wahrgenommenen Anteilen jedoch wird eine Bedeutung zugemessen, die eine Anknüpfung an bereits vorhandenes Wissen oder Erfahrungen ermöglicht. Dabei sind die Emotionen und Gefühle, die erlebt werden, im Rückblick bedeutender als die tatsächliche Situation. Damit es zu einer Klärung kommen kann, ist es nötig, die erlebten Situationen unter verschiedenen Gesichtspunkten zu betrachten und dabei im Zuge der Reflexion Alternativen und Lösungen herauszuarbeiten. (Schrems, 2022)

Gerade in der Gesundheits- und Krankenpflege ist aufgrund der Belastungen und Herausforderungen die Fähigkeit zur Reflexion sowie die kontinuierliche Selbstreflexion in Praxis und Ausbildung besonders wichtig. Durch die Reflexion kommt es zur Auseinandersetzung und Bewusstseinsbildung hinsichtlich der beruflichen Rolle, des Umgangs mit Wissen und dessen Erweiterung, um mögliche neue Lösungsansätze zu generieren. In der Selbstreflexion werden das eigene Vorverständnis und Handeln in Bezug zu den eigenen Stärken und Schwächen gesetzt. Daher sollte diese Kompetenz schon in der Ausbildung erworben bzw. gefördert werden (Himmel & Kerres, 2021).

Um den Kompetenzerwerb in Bezug auf das Erlernen der Reflexionsfähigkeit zu ermöglichen, wird an der FH Kärnten im Rahmen des Bachelorstudiums Gesundheits- und Krankenpflege der Reflexionszyklus nach Graham Gibbs (1988) für den Erwerb der Reflexionsfähigkeit unterrichtet. Dieser Reflexionszyklus wurde von der University of Edinburgh 2024 neu veröffentlicht. Er wird miteinbezogen, um aus Erfahrungen lernen zu können.

Um die Einbeziehung von Kolleg:innen oder Studierenden in die Reflexionszyklen noch effizienter gewährleisten zu können, zeigt sich das Konzept der „Kollegialen Beratung", konzipiert von Kim-Oliver Tietze (2010) für die berufliche Praxis und die Ausbildung von Pflegepersonen, neu konzipiert von Roddewig (2018), als wertvoll und bereichernd. Ein vertiefender Einblick in die Umsetzung kann im Download unter dem folgenden QR-Code nachgelesen werden:

3.2 Ethische Fallbesprechung – theoretische Fundierung

Ein weiterer Fokus in der Fallarbeit kann der zugrundeliegende ethische Aspekt in der Fallsituation sein. Hierbei stehen Pflegende mit ihrer besonderen Beziehung zu den betreuenden Personen oftmals im Zwiespalt. Fortschritte in medizinischen, technologischen sowie pharmazeutischen Bereichen kommen im Hinblick auf die Pflegesituation vielleicht nicht immer unmittelbar zum Tragen, können aber für Pflegepersonen genau vor diesem Hintergrund zu ethischen Dilemmata führen. Olbrich (2018) beschreibt dazu in der Dimension des aktiv-ethischen Handelns, dass pflegerisches Handeln auf Wert- und Normvorstellungen basiert, diese jedoch nicht immer reflektiert werden. Die Reflexion der eigenen Wert- und Normvorstellungen ist grundlegend, um sich mit ethischen Inhalten aktiv auseinanderzusetzen und sich dabei stellvertretend für die zu betreuenden Menschen einzusetzen. Dabei ist es wichtig, dass sich Pflegepersonen der eigenen beruflichen Autonomie bewusst sind und auch außerhalb der Routine den individuellen Menschen und das jeweilige Umfeld aktiv vertreten.

Als Orientierung und Handlungsleitfaden findet sich im ICN-Ethikkodex von 2021, wie Pflegepersonen mit Einzelpersonen, Familien, Gemeinschaften und Bevölkerungsgruppen basierend auf ihren Werten, Bedürfnissen und Kulturen umgehen sollen (ICN, 2024). Wie auch Olbrich (2018) in ihrem Kompetenzmodell beschreibt, sind Pflegepersonen die Fürsprecher:innen für Patient:innen und treten gegenüber anderen Berufsgruppen, An- und Zugehörigen und weiteren Akteur:innen für sie ein. Die Autonomie und Sicherheit wird für jede einzelne Person hochgehalten und durch diese Anwaltschaft werden in der Zusammenarbeit mit anderen Kolleg:innen ethische Grundsätze in der Pflege und Betreuung gefördert. Doch oft sind es gerade alltägliche Widrigkeiten, die ethische Fragen aufwerfen und verursachen, dass die Autonomie der einzelnen Person gegen Sicherheitsbedenken abgewogen werden muss. Bespielhaft sei hier aus der Praxiserfahrung der Verfasserinnen angeführt, dass die Lösung für eine Patientin mit Gangunsicherheit und mit einem erhöhten Bewegungsdrang beide Komponenten beinhalten muss. Es ist wichtig, dass die Sicherheit beim Gehen gefördert wird, aber auch Bewegung möglich gemacht wird. Von den Pflegepersonen muss abgewogen werden, ob die Sicherheit oder die Autonomie vorrangig zum Tragen kommt.

Ethische Fallbesprechungen werden vom Ansatz her retrospektiv, aber auch in einem gegenwärtigen Entscheidungskonflikt in monodisziplinärer oder multidisziplinärer Konstellation durchgeführt. Dabei wird ein systematischer Ansatz mit einer strukturierten Gesprächsführung herangezogen. Es soll mit den involvierten Personen eine Konsenslösung, eine ethisch „am besten" begründbare Entscheidung für den betroffenen Menschen gefunden werden, die für alle involvierten Personen tragbar ist. Ausschlaggebend für ethische Konfliktsituationen ist Unbehagen in der Fallsituation. Diesem liegen häufig unterschiedliche Moralvorstellungen zugrunde, die im Laufe des Lebens erworben werden und nach Gerhard (2014) in der Entwicklung durch das „Über-Ich" geprägt sind. Zu bevorzugen sind in den ethischen Fallbesprechungen Personen, die unmittelbar mit den betroffenen Menschen arbeiten und dadurch ihre Bedürfnisse am besten kennen und auch die Entscheidung umsetzen müssen (Gerhard, 2014). Spronk et al. (2020) beziehen sich in diesem Kontext auf die generelle Vulnerabilität, der wir alle im Leben ausgesetzt sind und aufgrund derer wir Gefühle der Ohnmacht und eine Bedrohung der Menschenwürde verspüren.

Grundlegend für ethische Fallbesprechungen ist es, dass die beteiligten Personen bzw. Teams in einen Dialog treten und dabei eine konkrete Fragestellung entwickeln. Mit diesem Vorgehen kann mehr Klarheit in der Entscheidungsfindung gewonnen werden. Dazu werden von Steinkamp (2020) Methoden für problemorientierte ethische Fallbesprechungen, beispielsweise die Nimwegener-Methode, angeführt. Die Nimwegener-Methode ist eine Falldiskussion, die auf Aspekte der Behandlung, Pflege und Versorgung des zu betreuenden Menschen erweitert wurde und interprofessionell ausgerichtet ist. Es wird dabei der Anlass und die moralische Herausforderung für die Besprechung geklärt, und neben medizinischen und pflegerischen Aspekten werden auch Gesichtspunkte wie die Lebenssichtweise und Organisation mitaufgenommen. Die pflegerische Sichtweise erhält hierbei einen wichtigen Stellenwert, da der ganzheitliche Blickwinkel zu den vorhandenen Ressourcen, Herausforderungen in den täglichen Aktivitäten, zum sozialen Umfeld, aber auch zu bisherigen Erfahrungen miteingebracht wird und zum vertieften Verständnis der Situation beitragen kann. Im Mittelpunkt steht dabei die Entscheidungsfindung für die vorliegende Situation.

Im Gegensatz dazu beschreibt Steinkamp (2020) die handlungsorientierte ethische Fallbesprechung, die auf das Verstehen der vorliegenden Gegebenheit mit moralischen Herausforderungen ausgerichtet ist. Eine Annäherung an das Verstehen der Bedeutung der Situation erfolgt auch dadurch, dass in den Fallerzählungen unterschiedliche Perspektiven eingenommen werden. Zum einen wird die Situation aus Sicht der betroffenen Person und zum anderen aus einer fachlichen Sichtweise heraus beschrieben. Damit wird den teilnehmenden Personen ein tiefergehendes Eindringen in den Fall ermöglicht, um vertiefte Bedeutung und Verständnis der gegenwärtigen Situation zu erlangen (Steinkamp, 2020).

Auch die ethische Fallbesprechung kann im Simulationstraining geübt und Kompetenz für eine effiziente Umsetzung erlangt werden. Um das Verstehen in der gegenwärtigen Situation geht es auch in der nachfolgend angeführten Methode der interpretativen Fallarbeit. Diese Methode wird an der FH Kärnten mit den Studierenden im Rahmen der präzisen Diagnostik in Zusammenhang mit einer Fallbesprechung umgesetzt. Dabei werden der Kompetenzerwerb des Critical Thinking (siehe Kapitel 4.1) und auch die Grundlagen der präzisen Diagnostik mittels interpretativer Fallarbeit von Beginn des Studiums an in verschiedenen Lehrveranstaltungen trainiert und im vorletzten Semester im Simulationstraining praxisnah umgesetzt. Auf diese Vorgehensweise wird nachfolgend schrittweise, ausgehend von theoretischer Fundierung und anschließend praktischer Umsetzung mittels Simulationstraining, eingegangen.

3.3 Interpretative Fallarbeit – theoretische Fundierung

Eine weitere Form der Fallarbeit stellt die interpretative Fallarbeit nach Schrems (2022) dar. Als zugrundeliegende Methodik wird die verstehende Diagnostik beschrieben und folgendermaßen definiert: „eine subjektive Bedeutung des Problems vor dem Hintergrund von abstrakten und verallgemeinerten Erkenntnissen auszulegen und daraus angemessene Pflegeinterventionen abzuleiten. [...] Die Auslegung erfolgt dabei in Form der Vermittlung zwischen der individuellen Bedeutung und der pflegefachlichen Relevanz einer spezifischen Bedeutung".

Das bedeutet, dass die Pflegeperson erst die individuelle Herausforderung bezogen auf die individuelle Situation der zu betreuenden Menschen verstehen lernen muss, um dann fachlich fundierte Lösungen generieren zu können. Dabei wird von der Annahme ausgegangen, dass jede Äußerung, jede Reaktion eines Menschen eine fundierte Auseinandersetzung benötigt und die Sichtweisen von beiden Akteur:innen (Betroffene:r und Pflegeperson) miteinbezogen werden müssen. Die in der Fallsituation beschriebenen Gesundheitszustände/Lebensprozesse werden ident den Vorgaben der Definition der Pflegediagnose, ausgehend von den gegebenen Reaktionen der Menschen, relevanten Daten und Informationen, wahrgenommen und ausgelegt. Zusammenhänge werden erkannt, beeinflussende Aspekte analysiert und Fakten sowie Annahmen abgeleitet. In diesem Prozess des Erkenntnisgewinns nähern sich die Pflegepersonen dem Verstehen in der jeweiligen Situation bzw. dem Verständnis hinsichtlich der Reaktionen der beteiligten Menschen an. Die daraus gewonnenen Erkenntnisse müssen nun auch in Beziehung zu den anderen beschriebenen Faktoren gesetzt werden, da unterschiedliche Phänomene in ihrem Zusammenwirken auch unterschiedliche Auswirkungen auf die Lebenswelt von Menschen haben (siehe Kapitel 4.3). Beispielhaft kann hier die Einschränkung in der Mobilität angeführt werden, die große Auswirkungen auf weitere Lebensaktivitäten hat. Sie beeinflusst die Durchführung der Körperpflege, das An- und Auskleiden, die Ausscheidung, die sozialen Interaktionen, die Haushaltsführung sowie vieles andere mehr. Ausgehend vom Erkenntnisgewinn, der geprägt ist vom Vorverständnis beider Personen sowie von der Lebenswelt der zu betreuenden Person, geschieht die subjektive Einschätzung und Bedeutungszuschreibung. Es gilt, diese Erkenntnisse mit der pflegefachlichen Relevanz abzugleichen, um sich dem Verstehen in der Situation anzunähern.

Die Schwierigkeit in komplexen Pflegesituationen ist, dass vielfältige beeinflussende Faktoren und bestimmende Merkmale (in Form von Reaktionen der Betroffenen bzw. auf die Gesamtsituation) einwirken. Beim Beispiel der eingeschränkten Mobilität könnten eine Wohnung im vierten Stock ohne Lift oder überbesorgte Angehörige einen starken Einfluss ausüben. Ebenso können Reaktionen, die auf Verzweiflung, Hoffnungslosigkeit oder Angst etc. hindeuten, starke beeinflussende Faktoren darstellen, die die Ausprägung der Reaktionen der Betroffenen beeinflussen. Diese Ausprägung der Reaktionen zeigt sich nach Doenges et al. (2024) in den sogenannten bestimmenden Merkmalen (Symptomen). Es zeigt sich der Grad der Einschränkung der Mobilität im Verhalten hinsichtlich der Fähigkeit zur Mobilität etc.

Aufgrund der individuellen Gegebenheiten in Situationen kann kein standardisiertes Verfahren durchgeführt werden. Es ist nötig, die Ziele und Interventionen auf die vorhandenen Ressourcen oder auch belastenden Faktoren abzustimmen, um die betroffenen Personen davon ausgehend zu befähigen, in einem kooperativen Prozess an der Bewältigung der Herausforderung(en) in ihrer individuellen Situation zu arbeiten (Schrems, 2022). Es ist ein Prozess des Verstehens bzw. der Annäherung an das Verstehen vonnöten, der sich nach den Ausführungen von Schrems (2022) in der interpretativen Fallarbeit als geisteswissenschaftlichem Zugang – in der Hermeneutik – zeigt.

3.3.1 Methodologie der interpretativen Fallarbeit – Hermeneutik

Im Dorsch Lexikon der Psychologie wird Hermeneutik im Englischen als „hermeneutics" sowie in der deutschen Übersetzung als „erklären, auslegen" angeführt. Wirtz (2019) bezieht sich im Zusammenhang mit der Erläuterung der Hermeneutik auf Aristoteles und zeigt auf, dass Zeichen und Schrift dazu dienen, Gedanken und Emotionen sichtbar zu machen. Die Begriffe **Hermeneutik, Auslegung, Interpretation** und **Deutung** stehen in engem Zusammenhang, um die ursprünglichen Absichten in Texten zu erfassen. Hermeneutik dient dazu, dass man sich dem Verstehen beispielsweise einer Person annähert, denn die wahren Absichten oder Hintergründe einer Botschaft können nie gänzlich verstanden werden, sondern sollen als Kunst der Auslegung verstanden werden (Wirtz, 2019). Nach Jung (2024) gibt es zudem eine Bandbreite von Phänomenen, die verstanden werden können. Das Verstehen hängt auch immer davon ab, was wie verstanden wird. Dies ist in einem wechselseitigen Prozess zu sehen. Beeinflussend dabei ist auch der Anlass und wie dieser auf das Verstehen wirkt. Hierbei kann das Verständnis einerseits als schwierig empfunden werden, wenn viele Komponenten zusammenlaufen und die Eindeutigkeit in einer Sache fehlt, oder es andererseits eine Selbstverständlichkeit geben, indem z. B. eine Anweisung klar formuliert wurde, die auszuführen ist. In vielen Momenten des Lebens gibt es Situationen, die beherrscht werden könnten. Jedoch werden die Kontextfaktoren, die eine große Bedeutung haben, im ersten Moment oft nicht als bedeutsam wahrgenommen. Dabei kann es unweigerlich zu Missverständnissen oder peinlichen Gegebenheiten in der Situation für die Person kommen. Daher kann das Verstehen nicht als Selbstverständlichkeit angenommen werden, sondern bedarf im Kontext mit den Menschen und der Umwelt einer Offenheit in der Deutung, da mehrere Möglichkeiten in Betracht gezogen werden müssen.

Auch Schrems (2022) beschreibt die Hermeneutik als das Grundprinzip der Auslegung, in der Beobachtungen unterschiedlich **gedeutet, ausgelegt** oder **verstanden** werden können. Sie zeigt auf, dass das Vorverständnis der deutenden Person eine zentrale Rolle spielt. Bei Gesundheits- und Krankenpflegepersonen fließen auch das erworbene Fachwissen, wissenschaftliche Erkenntnisse, Erfahrungen und das persönliche Erleben in die Fallsituation mit ein. In diesem Prozess des Verstehens werden zwei Ebenen herangezogen: das **einfache Verstehen**, welches Bezug nimmt auf konkrete Beobachtungen und Wahrnehmungen, sowie das **höhere Verstehen**, welches auf die Bedeutung des Phänomens für die Betroffenen eingeht. Ausgehend vom Vorverständnis einer Person kann durch die Auseinandersetzung mit den Gegebenheiten in einem Moment das Situationsverständnis erweitert werden und sich so in einem prozesshaften Vorgehen immer weiter einem Verständnis der Gesamtsituation annähern. Es bleibt dabei jedoch immer eine sogenannte hermeneutische Differenz bestehen. Für die Arbeit mit Fällen bedeutet dies, dass ein vollkommenes Verständnis hinsichtlich der Bedeutung und Zusammenhänge von Reaktionen, Daten und Informationen in einer Fallsituation nie erreicht werden kann (Schrems, 2013). Die nachfolgende Abbildung zeigt in diesem Zusammenhang den sogenannten hermeneutischen Zirkel im Rahmen des hermeneutischen Fallverstehens nach Schrems.

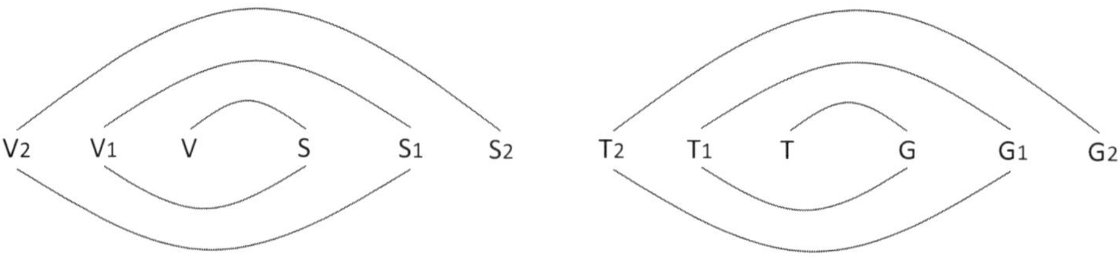

V = Vorverständnis
V1/2 = erweitertes Vorverständnis
S = Situationsverständnis
S1/2 = erweitertes Situationsverständnis

T = Teil
T1/2 = erweitertes Verständnis des Teils
G = Ganzes
G1/2 = erweitertes Verständnis des Ganzen

Abbildung 4–5: Hermeneutisches Fallverstehen (Schrems, 2013)

Ausgehend vom eigenen Vorverständnis (V) kommt es zu einem Situationsverständnis (S), durch das erweiterte Vorverständnis aufgrund von Erkenntnissen, Interpretationen und fachlich fundiertem Wissen (hinsichtlich Konzepten, Standards etc.) entsteht wiederum ein neues Situationsverständnis. So passiert eine kontinuierliche Annäherung an das Verstehen. Dabei kann es auch sein, dass nur ein Teilaspekt (T) in der Fallsituation wahrgenommen wird, dessen Analyse und Interpretation auf das Ganze (G) schließen lässt.

Schrems hat diese Darstellung in ihrer Publikation aus dem Jahre 2022 noch einmal ergänzt und erweitert. Sie beschreibt, dass im Verständnis des hermeneutischen Zirkels eine auf Gültigkeit untersuchende Vorgehensweise der Überprüfung von Annahmen bzw. Hypothesen stattfindet. In Zusammenhang mit dem hermeneutischen Zirkel wird auf der ersten Ebene das Vorverständnis und Verständnis für die Situation im Zusammenwirken mit dem Gesamtbild geklärt. Dieses Vorverständnis (V) bildet durch Reflexion die Basis für die Hypothese (H) betreffend die beobachtbare Situation.

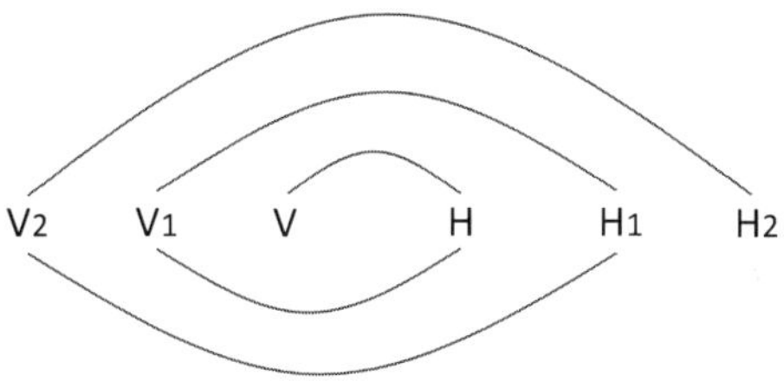

Abbildung 6: Hermeneutischer Zirkel I: Vorverständnis und Hypothesenprüfung (Schrems, 2022, S. 64)

Ausgehend von den gegebenen Reaktionen, Daten und Informationen einer Fallsituation entstehen erste Hypothesen bzw. Annahmen, von denen Pflegediagnosen abgeleitet werden können. Durch das Miteinbeziehen von weiteren Daten, Informationen und Reaktionen aus dem Assessment sowie durch fachlich fundiertes Begründungswissen werden diese Hypothesen bzw. Annahmen immer weiter verfeinert. Die präzisierte Hypothese wird mit systematisierten Beurteilungsinstrumenten (wie Assessmentinstrumenten, Standards, Richtlinien, Theorien und den darin beschriebenen Merkmalen) verglichen. Das systematisierte Fachwissen (FW) wird genutzt, um sich dem Verständnis in der Praxissituation (PS) immer weiter anzunähern. Dies wird auf der zweiten Ebene des hermeneutischen Zirkels sichtbar.

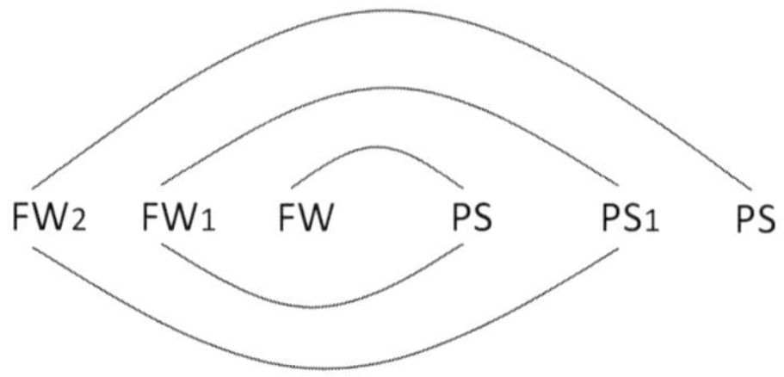

Abbildung 7: Hermeneutischer Zirkel II: Fachwissen und Praxissituation (Schrems, 2022, S. 65)

Danach wird auf der dritten Ebene die Auslegung des Pflegephänomens oder der Pflegediagnose vor dem Hintergrund der Lebenswelt der jeweiligen Person formuliert. Die Lebenswelt der Person ist dabei passiv vorgegeben, die Person wurde hineingeboren, sie ist ihr vertraut und umfasst auch das Leben an sich. Es geht auf dieser Ebene um eine Bedeutungszuschreibung (B) unter Einbeziehung der Lebenswelt (LW) der Menschen in der Fallsituation. Im Fokus steht die Wahrnehmung von Phänomenen, die ausgehend von der Lebenswelt der Betroffenen eine ganz spezifische Bedeutung haben können. Ein Phänomen muss unter Einbeziehung der Lebenswelt wahrgenommen und gedeutet werden:

Wahrnehmung eines Phänomens = Phänomen + Lebenswelt

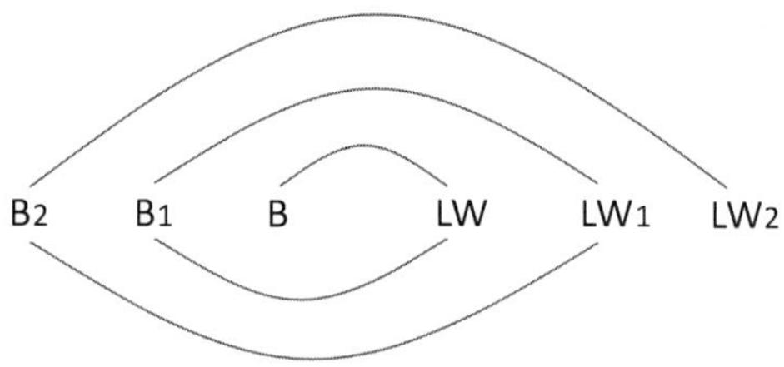

Abbildung 8: Hermeneutischer Zirkel III: Bedeutung und Lebenswelt (Schrems, 2022, S. 66)

Je mehr diese Annäherung an das Fallverstehen geschehen konnte und sich aus der Fallsituation beeinflussende Faktoren und bestimmende Merkmale in der abgeleiteten Pflegediagnose wiederfinden, desto umfassender konnte das Gesamtbild dargestellt werden. Die nun eruierte Pflegediagnose wird auf ihre Gültigkeit überprüft und kann bestätigt (verifiziert), widerlegt (falsifiziert) oder durch neue Daten, Informationen und Reaktionen abgewandelt (modifiziert) werden (Schrems, 2022). Pflegepersonen benötigen zur Verifizierung oder Falsifikation die Menschen, die die individuelle Situation betrifft, denn nur diese können die gestellte Pflegediagnose mit Zielen und Interventionen bestätigen, widerlegen oder durch neue Aspekte ergänzen. Die hermeneutische Differenz ist jedoch immer gegeben. Pflegepersonen können sich dem Verstehen einer Person in der Fallarbeit sowie auch im realen

Leben immer nur annähern. Sie werden nie gänzlich verstehen können. Diese Unsicherheit gilt es auszuhalten. Das Vorgehen im Sinne des hermeneutischen Fallverstehens erweist sich jedoch als wichtige Methode für Studierende an Fachhochschulen, aber auch für Pflegepersonen in der Praxis. In Kapitel 6 wird aufgezeigt, wie diese Methode praxisnah mit den Studierenden im Simulationstraining umgesetzt wird. Schrems hat hinsichtlich der Optimierung des Fallverstehens zusätzlich einige Methoden entwickelt, die auch in Rahmen der Ausbildung angewendet werden können und deswegen nachfolgend beschrieben werden.

3.3.2 Wege des Verstehens in der interpretativen Fallarbeit

Wie die vorhergehenden Ausführungen zeigen, ist das Annähern an das Verständnis hinsichtlich der Gegebenheiten in einer Fallsituation eine grundlegende Kompetenz, die angeeignet werden muss. Der erste Schritt ist die Sammlung von Daten, Informationen und Reaktionen im Zuge des Aufbaus einer Pflegebeziehung und der Erhebung der Anamnese und/oder eines etwaigen zusätzlichen Assessments. Dadurch wird ein Einblick in das bisherige Leben, in die Empfindungen, Herausforderungen, Ressourcen und Strategien, die sich in Zusammenhang mit Gesundheit und Krankheit für diese individuelle Person und ihr Umfeld ergeben haben, ermöglicht. Wie im vorigen Kapitel aufgezeigt werden konnte, ist das **Verstehen** jedoch auch immer Auslegung und eine Fallsituation sollte mit den relevanten Faktoren deswegen eindeutig dargelegt werden. Hierbei werden von Schrems (2018) vier Formen des Verstehens beschrieben:

- Worte, Sprache und deren Bedeutung,
- Handlungen und Verhalten,
- Erlebnis- und Gefühlsausdruck und
- Begebenheitsverstehen.

Beim Verstehen muss sichergestellt werden, dass die Personen die **Worte und die Sprache** sowie ihre **dahinterliegende Bedeutung** auch verstehen können, z. B. „Sie dürfen das linke Bein nach der Operation nur mit 20 kg belasten." Es muss garantiert werden, dass die Person die deutsche Sprache spricht und auch weiß, was es bedeutet, das Bein mit einem Teilgewicht anstatt mit dem vollen Körpergewicht zu belasten. Die **Handlungen** und das **Verhalten** der Personen werden vor dem Hintergrund der sozialen, kulturellen und biografischen Gegebenheiten der involvierten Menschen ausgetauscht und verstanden. Durch Rückfragen und Paraphrasieren wird versucht, sich dem Verstehen anzunähern. Mittels Analyse der **Erlebnis-** oder **Gefühlsausdrücke** sowie durch Einbringung der Zustimmung oder auch eines Gegenvorschlages im Rahmen einer Fallbesprechung wird versucht, dies zu untermauern. Die vierte Ausdrucksform, das **Begebenheitsverstehen**, beschäftigt sich mit der Frage, ob sich in dem Ereignis oder dem Gesundheitsproblem/Lebensprozess etwas Vertrautes verbirgt. Dies kann durch das jeweilige Vorverständnis der auslegenden Person auf Basis ihres Fachwissens, Erfahrungswissens und im Kontext der beruflichen Ausübung auch des institutionellen Wissens verstanden werden. Ebenfalls fließen in die Situation die Rolle und die vorgegebenen Regeln mit ein, sowie die Unsicherheit, wie der behandelte Mensch auf die Intervention reagiert. Dadurch entsteht wiederum Komplexität in der Fallsituation, deren Auslegung und Verständnis erneut durch das bisherige Fachwissen/Erfahrungswissen geleitet wird. Wie bereits in Kapitel 2.3 beschrieben, interpretieren Pflegepersonen eine Situation je nach ihrem Ausbildungsgrad und den Jahren der Berufstätigkeit individuell.

Dalferth (2020) weist darauf hin, dass im alltäglichen Leben allzu oft versucht wird, Tätigkeiten oder Handlungen von sich selbst aus zu verstehen. Vieles wird angewendet, weil es aus Routinen entstanden ist oder weil wir es durch Nachahmung unserer Bezugspersonen gelernt haben (wie z. B. bei der Bewegung bzw. bei Bewegungsritualen). Die Hintergründe für viele Handlungen und Tätigkeiten sind oftmals nicht oder nur wenig bekannt. Es herrscht der Glaube, dass eine Situation durch nur einen Blick verstanden werden kann. Die Offenheit gegenüber der Situation fehlt häufig, um zu begreifen, dass die Situation auch ganz anders verstanden werden könnte.

Eine offene und reflektierte Haltung im Sinne von Critical Thinking ist daher von größter Bedeutung (siehe Kapitel 4.1). Viele Situationen, die im Leben auftreten, lassen sich nicht auf Anhieb verstehen, da gewisse Informationen, Zusammenhänge, Fachwissen und Erfahrungen fehlen. Darüber hinaus ist es hier auch nötig, reflexiv auf bereits bestehende Wissensschätze zurückzugreifen, damit Situationen vor dem Hintergrund von neuen Erkenntnissen auch neu verstanden werden können. Auch die Veränderung der Perspektive zeigt sich als bedeutsamer Weg, um neue, erweiterte Erkenntnisse zu erlangen.

3.3.2.1 Erkenntnisgewinn durch Veränderung der Perspektive

Viele Situationen, vor allem höchst komplexe Situationen, bringen Uneindeutigkeiten mit sich. Um hier eine Klärung zu vollziehen, kann generell die Betrachtungsweise verändert werden. Dieser Perspektivenwechsel der Personen ist nötig, um sich einem Verstehen der anderen Person anzunähern. Hierbei führt Schrems (2022) an, dass dies auf mehreren Ebenen geschehen kann. Wesentlich ist, dass man sich in die Situation des/der Betroffenen hineinversetzt, da dies zur Verständnisbildung beiträgt. Beispielhaft kann hier angeführt werden, dass dabei die Perspektive der betroffenen Person eingenommen werden soll, damit die Situation unter diesem Blickwinkel zu neuen Erkenntnissen für die jeweilige Situation führt. Dabei können neben der emotionalen Perspektive („Wie würde ich mich fühlen?") das Verhalten in der Situation („Was würde ich machen?") und das Verhalten gegenüber meinem sozialen Umfeld („Wie würde ich mich anderen gegenüber verhalten?") einbezogen werden. Weitere Möglichkeiten sind die Formung eines Gesamtbildes und eine Gegenüberstellung der Sichtweisen der beteiligten Personen in der Fallbesprechung, damit Gemeinsamkeiten und individuelle Anliegen abgeleitet werden können und damit Handlungsmuster nachvollziehbarer werden. Ebenso kann eine Veränderung des Kontextes effizient sein.

3.3.2.2 Erkenntnisgewinn durch Veränderung des Kontextes

Hierfür kann die Situation in ihrem einzigartigen Kontext, also in Zusammenhang mit der jeweiligen Situation, gesehen werden. Dabei hilft es dem/der Betrachter:in, das Umfeld, in dem die Situation sich zeigt, auszublenden. Dies trägt dazu bei, einen klaren Blick auf Phänomene zu erlangen und zu klären, wie die Reaktion ohne diesen Kontext bzw. Zusammenhang aussehen könnte. Neben gefährdenden können auch die fördernden und unterstützenden Potenziale hervorgehoben werden, die in den Situationen nicht auf den ersten Blick sichtbar sind. Beispielhaft kann hier der Bewegungsdrang einer kognitiv eingeschränkten Person angeführt werden, der für Pflegepersonen alarmierend sein kann, da sie diesen mit einem Sturzrisiko sowie mit räumlicher Orientierungslosigkeit verknüpfen. Wird aber *nur* der Bewegungsdrang betrachtet, so stellt dieser ein zugrundeliegendes, gesundheitsförderliches Potenzial dar. In dieser Kontextbefreiung werden die Situationen oder das Umfeld und deren Reaktionen einzeln analysiert, sodass verschiedene Zugänge eruiert und dementsprechend auch verschiedene Deutungen in der Fallsituation erfasst werden können. Mit dieser Bedeutungserfassung und den Annahmen, die dabei gestellt werden, geschieht eine Annäherung an das Verstehen der einzigartigen Situation des individuellen Menschen, der betreut wird. Damit können die Reaktionen der betroffenen Menschen und derer in ihrem unmittelbaren Umfeld verstanden werden sowie die Individualität gefördert werden. Herausforderndes Verhalten wie der Bewegungsdrang kann z. B. als Unterstützung der psychischen Gesundheit wie eine fördernde Komponente betrachtet und in den Alltag integriert werden. Außerdem können in diesem Prozess Bewältigungsstrategien ausgehend von der individuellen Situation abgeleitet werden.

3.3.2.3 Erkenntnisse mithilfe evidenzbasierten Fachwissens

Eine weitere Methode für eine effiziente Annäherung an das Verstehen geschieht auf Basis von wissenschaftlichen Erkenntnissen durch Studienergebnisse sowie durch den Wissenserwerb von Theorien, Pflegekonzepten und/oder ethischen Prinzipien mit Normen und Werten. Davon ausgehend kann es zu neuen Erkenntnissen im Einzelfall kommen, um das Phänomen auch benennen zu können. Dabei wird das bestehende Wissen aus der Theorie und dem ethischen Kodex (siehe Kapitel 3.2) vor dem Hintergrund der individuellen Patientensituation gesehen und reflektiert. Bei diesem Vorgehen können neue Erkenntnisse sowie neues Wissen (ident dem prozesshaften Vorgehen im Rahmen des hermeneutischen Zirkels, siehe Kapitel 3.3.1) gewonnen werden. Damit wird auf Basis von wissenschaftlich fundierten ethischen Prinzipien eine weitere Ebene in der Annäherung an das Verstehen der Patient:innen begangen.

Diese Ausführungen zeigen, dass neben medizinischem Fachwissen und relevanten Studienergebnissen für Pflegepersonen auch Wissen aus Pflegetheorien, -modellen und -konzepten grundlegend ist. Durch sie werden Informationen und Reaktionen in den individuellen Situationen und Lebenswelten der zu betreuenden Menschen zuordenbar. Gesundheits- und Krankenpflegepersonen des gehobenen Dienstes müssen lernen, fachlich fundiert zu begründen, warum sie tun, was sie tun. Sie benötigen theoretische Begründungskompetenz. Diese Kompetenz erhalten Pflegepersonen zunächst durch das Aneignen der Wissensbasis der eigenen Disziplin, aber auch durch Inhalte von Bezugsdisziplinen, und weiters durch die kritische Reflexion des Wissens in Zusammenschau mit den individuellen Situationen in der beruflichen Praxis und der eigenen persönlichen Lebenswelt.

In Lehre und Praxis hat sich gezeigt, dass Fallerzählungen eine Zusammenfassung von Begebenheiten über mehrere Tage oder sogar Wochen darstellen. Dabei ist es entscheidend, nicht nur die Rahmenbedingungen wahrzunehmen und zu beschreiben, sondern vor allem die **Reaktionen** der Betroffenen zu erfassen, da sich davon ausgehend die präzise Diagnostik (entsprechend der Definition der Pflegediagnose, siehe Kapitel 1.2) ableiten lässt. Da das Wort Reaktionen eine große Bedeutung im Zusammenhang mit Pflegediagnostik hat, wird nachfolgend näher darauf eingegangen.

Das Wort „Reaktion" wird von Wirtz (2019) als „Reaktion [engl. reaction; lat. re- zurück, actio Handlung], […] Gegenwirkung, Rückwirkung" definiert, ein „[erwiderndes] Verhalten auf Reize bzw. Reizsituationen", das durch Vorerfahrungen und kognitive Prozesse angepasst wird. Auf Basis von komplexen Verhaltensweisen und/oder zielgerichteten Handlungen kommen Reaktionen zum Vorschein.

Durch das Beschreiben und Wahrnehmen der Fallsituationen lernen die Studierenden neben der Erhebung von Daten und Informationen auch die gezielte Beobachtung der Reaktionen der zu betreuenden Menschen, ihrer An- und Zugehörigen sowie der involvierten Personen des gesamten Umfelds. Exemplarisch kann hier angeführt werden, dass z. B. die Haut eines Menschen als Reaktion auf Druck innerhalb einer gewissen Zeit eine nicht wegdrückbare Rötung aufweisen kann. Diese Reaktion zeigt sich nicht bei allen Menschen in gleicher Weise und muss genau beobachtet werden. Ebenso kann die Reaktion eines Menschen die Äußerung von Angst sein, die dann von ihrem Umfeld, von besorgten Angehörigen, die selbst überfordert sind, noch verstärkt werden kann, falls keine pflegerische Intervention passiert. Eventuell fehlendes Wissen hinsichtlich der Bedeutung dieser Reaktionen, wie z. B. zu Pflegephänomenen wie Angst, Hilflosigkeit etc., bei den Studierenden oder Kolleg:innen in der Praxis kann dadurch auch aufgezeigt und muss folgend adressiert werden. Nachfolgend wird auf die klinische Entscheidungsfindung unter Einbeziehung der interpretativen Fallarbeit sowie der präzisen Diagnostik, wie sie auch im Simulationstraining umgesetzt wird, eingegangen.

4 Der Weg zur präzisen Diagnostik durch interpretative Fallarbeit

Im Rahmen der klinischen Entscheidungsfindung bis hin zur präzisen Diagnostik ist ein Kompetenzerwerb von großer Bedeutung – der Kompetenzerwerb des **Critical Thinking**, der auch in jeder Fallbearbeitung von großer Bedeutung ist.

4.1 Kompetenzerwerb Critical Thinking

Für Pflegepersonen ist im Gesamtprozess der Interpretation und des Erkenntnisgewinns das Critical Thinking von größter Bedeutung. Damit kann eine offene, neutrale und reflektierte Haltung in Zusammenhang mit dem **In-Beziehung-Stellen** von relevanten Reaktionen, Daten und Informationen erst gewährleistet werden. Auch die **Analyse, Interpretation** und **Hypothesenbildung** in Bezug auf die Gegebenheiten in der Fallsituation kann nur dann erreicht werden. Critical Thinking setzt sich aus der persönlichen Haltung, dem Umgang mit vorhandenem Wissen und eigenen Fähigkeiten zusammen. Es ist entscheidend, wie mit Informationen, mit Wissen, Erkenntnissen und Erfahrungen umgegangen wird und wie diese in Beziehung gesetzt werden. Der Kompetenzaufbau umfasst Analyse-, Synthese- und Evaluationsfähigkeit sowie die Reflexionsfähigkeit der eigenen Person und stellt die Basis für die klinische Entscheidungsfindung dar, mit welcher präzisere Pflegediagnosen, Pflegeziele und Pflegeinterventionen aus den individuellen komplexen Fallsituationen abgeleitet werden können (Müller Staub, 2017).

Die Schweizer Pflegewissenschafterin Müller-Staub weist darüber hinaus darauf hin, dass kritisches Denken auch das eigene Bewusstsein von Personen über die **Art ihres Denkens** und ihrer Denkstrategien beinhaltet. Sie können damit kontinuierlich das persönliche Wissen und die eigenen Denkfertigkeiten verbessern. Drei Aspekte sind hier zentral ausgeführt worden:

- eine gute Wissensbasis,
- die Bereitschaft, Fragen zu stellen, und
- Antworten anzuerkennen, selbst wenn diese nicht dem eigenen Verstehen entsprechen.

Um diese drei Aspekte umsetzen zu können, benötigen Menschen die schon erwähnte offene Haltung gegenüber Unbekanntem und die Bereitschaft, dieses auch zu entdecken. Dabei wird kritisches Denken nicht als kritisierend im negativen Sinne verstanden, sondern stammt vom englischen Wort „critical". Damit ist „umfassend, klar, wichtig, analysierend, in Zusammenhang bringend" sowie „darüber nachdenkend" gemeint. Mit dieser Art des Denkens versucht man, sich auf das Gegenüber oder die Situation einzulassen, diese aus verschiedenen Blickwinkeln zu sehen und generell offen für Neues zu sein (Müller Staub, 2017).

Diese Haltung, dieses Bewusstseins zeigt sich auch im Rahmen des Bachelorstudiums als absolut entscheidend, um im Prozess der interpretativen Fallbearbeitung in die klinische Entscheidungsfindung eintreten zu können. Im Simulationstraining wird hierfür mit Fallsituationen aus der Praxis von Studierenden gearbeitet. Dabei wird bei der inhaltlichen Beschreibung des Falles auf eine wertfreie, neutrale Formulierung der Inhalte geachtet, um die Bildung von Vorurteilen oder Fehlinterpretationen aufgrund eigener Bewertungen zu minimieren bzw. zu verhindern.

Davon ausgehend können anschließend die Reaktionen, Daten und Informationen der betroffenen Personen im Sinne von Critical Thinking und der interpretativen Fallarbeit analysiert und interpretiert werden. Sie bilden im Prozess der klinischen Entscheidungsfindung auf dem Weg zur präzisen Diagnostik den Ausgangspunkt für alle weiteren Schritte.

4.2 Klinische Entscheidungsfindung im Rahmen der präzisen Diagnostik

Die klinische Entscheidungsfindung kann nach der Beschreibung von Jones et al. (2022) als Prozess gesehen werden, während dem es zu einer klinischen Beurteilung der Reaktionen von Individuen, Familien und Gemeinschaften in komplexen Situationen kommt. Dieser Prozess lebt stetig von neuen Daten und Nachweisen und wird immer wieder neu gestaltet. Dabei wird Wissen und Erfahrung in Zusammenhang mit der vorliegenden komplexen Pflegesituation gesehen und analysiert, Alternativen werden abgewogen. Essenziell dabei ist nicht nur die Fallsituation, sondern auch das persönliche Vorverständnis der Pflegeperson und das Zurückgreifen auf wiederkehrende Muster.

Die klinische Entscheidungsfindung wird als ein zentrales Element für eine sichere Versorgung von zu betreuenden Menschen beschrieben. Positive Outcomes für die betroffenen Personen sind davon abhängig. Pflegepersonen haben eine Schlüsselrolle in der Gesundheitsversorgung und stellen zugleich die größte Berufsgruppe dar. Sie treffen in ihrem beruflichen Alltag vielfältige Entscheidungen und müssen in komplexen Situationen den Überblick bewahren, um eine sichere Pflege gewährleisten zu können. Dabei ist es nicht nur entscheidend, was sie wahrnehmen können, es bedarf auch vertiefter Analyse der wahrgenommenen Beobachtungen sowie Daten, Informationen und Reaktionen, die einer Zusammenführung auf Basis der verstehenden Diagnostik im Pflegeprozess unterzogen werden (Guerrero, 2019).

Jones et al. (2022) weisen jedoch darauf hin, dass der Pflegeprozess und die klinische Entscheidungsfindung nur dann funktionieren können, wenn die theoretischen Konzepte in der Pflege verstanden und angewendet werden. Nur so können die entsprechenden Muster und Reaktionen bei den zu pflegenden Menschen, Familien und Gemeinden erkannt und Ressourcen, Risiken sowie Herausforderungen für die Gesundheit abgeleitet werden.

Die Abbildung des Pflegeprozesses erfolgt nach NANDA I (2025) in fünf aufeinanderfolgenden Prozessschritten:

- Informationssammlung
- Diagnostik
- Planung von Zielen und Interventionen
- Durchführung
- Evaluierung

Die amerikanische Pflegewissenschafterin Wilkinson (2012) weist darauf hin, dass diese Phasen jedoch nicht linear, sondern dynamisch und klientenzentriert anzuwenden sind. Die klinische Entscheidungsfindung findet zwischen Assessment und Ableitung der Pflegediagnose statt, da es auf Basis der relevanten Daten aus der Anamnese (dem Assessment) zur Ableitung der Pflegediagnosen kommt. Wilkinson sieht den Pflegeprozess als einen logischen, zielgerichteten und systemischen Denk- und Handlungsansatz, den der gehobene Dienst für Gesundheits- und Krankenpflege in der beruflichen Praxis nutzen muss. Die Basis für die Generierung von Pflegediagnosen stellt also die Nutzung der relevanten Daten, Informationen und Reaktionen, die über mehrere Schritte hinweg analysiert und in Zusammenhang gebracht werden.

Ausgehend von den Erkenntnissen der interpretativen Fallarbeit nach Schrems und den Schritten der klinischen Entscheidungsfindung wurde ein systematisches Vorgehen zur Visualisierung der Schritte der klinischen Entscheidungsfindung im Rahmen einer **Concept Map** entwickelt. Zum besseren Verständnis wird nachfolgend auf die notwendigen Schritte eingegangen. In Kapitel 5 wird eine diesbezügliche Gesamtbearbeitung dargestellt, um die theoretische Fundierung verständlicher zu machen.

4.3 Concept-Map-Erstellung zur Visualisierung der klinischen Entscheidungsfindung

Die Umsetzung der klinischen Entscheidungsfindung im Rahmen der Concept-Map-Erstellung orientiert sich neben der interpretativen Fallarbeit von Schrems (2022) auch an den Ausführungen von Gordon & Bartholomeyczik (2001), die die einzelnen Schritte beschrieben haben. Es folgt eine überblicksmäßige Darstellung, auf die in den darauffolgenden Kapiteln vertiefend eingegangen wird.

Erstellen einer Concept Map:

- Schritt 1: Erfassung der Reaktionen, relevanten Daten und Informationen mittels schriftlicher Darstellung → „clustern". Diese Reaktionen, Daten und Informationen sollten sich aus der Anamnese (dem erhobenen Assessment) ableiten lassen.
- Schritt 2: Erkennen und Hinterfragen der Bedeutung der Reaktionen, Daten und Informationen – Erfassen von Zusammenhängen und Mustern
- Schritt 3: Hinter diesen Zusammenhängen und Mustern aktuelle Gesundheitszustände und Lebensprozesse erfassen und ableiten

Unter Einbeziehung der gewonnenen Erkenntnisse der vorhergehenden Schritte wird eine klinische Beurteilung durchgeführt. Alle ableitbaren Pflegediagnosen werden genannt und priorisiert, die am höchsten zu priorisierende Diagnose, die im Idealfall alle anderen Diagnosen positiv beeinflussen kann, wird hervorgehoben.

4.3.1 Erster Schritt: Erfassen von Daten, Informationen und Reaktionen

In diesem ersten Schritt der Concept-Map-Erstellung werden die **relevanten** Daten, Informationen und Reaktionen aus den durchgeführten Assessments (Basis- und Fokusassessments) sowie aus Einträgen im Pflegebericht gewonnen und in Clustern dargestellt. Im Zentrum steht die Person, die der Fallanalyse zugrunde liegt (siehe Abb. 9). Ein grundlegendes Assessment soll Pflegepersonen in der Erfassung und Wahrnehmung von individuellen Reaktionen von Menschen in Bezug auf Gesundheit, Krankheit und Wohlbefinden unterstützen. Es stellt die Grundlage für die Pflegediagnostik dar (Definition einer Pflegediagnose siehe Kapitel 1.2).

Die Individualität von Menschen zeigt sich bei jedem Aufnahmegespräch. Jede:r reagiert unterschiedlich, menschliche Reaktionen sind von Religion, Werten, Überzeugungen, Geschlecht, Alter und familiären Erfahrungen geprägt. Diese erste Kontaktaufnahme beim Aufnahmegespräch stellt den Schlüssel für die weitere pflegerische Beziehung dar. Ein „bewusstes Da-Sein" kann ein Türöffner für Offenheit, Akzeptanz und Wertschätzung sein, Ängste und Sorgen werden eher zum Ausdruck gebracht. Ein neues Bewusstsein für die zu betreuende Person und neue Erkenntnisse werden gewonnen, die in den Prozess der präzisen Diagnostik miteinfließen können (Jones et al., 2022).

Der Pflegeprozess soll als Prozess der Erfassung der Ganzheitlichkeit, auch in Bezug auf menschliche Reaktionen, verstanden werden. Im Assessment von Gordon (2013) werden deswegen in sogenannten **Pflegeassessment Notes** die funktionellen Gesundheitsverhaltensmuster von Menschen dargestellt, die einen umfassenden Blick auf mögliche Reaktionen von Menschen im Kontext von Gesundheitszuständen und Lebensprozessen ermöglichen.

Die 11 Gesundheitsverhaltensmuster für Individuen, Familien und Gemeinschaften nach Gordon (2013) lauten:

1. Gesundheitsverhaltensmuster: **Wahrnehmung und Umgang mit der eigenen Gesundheit:** Es beschreibt, wie die jeweilige Person (oder die betreffenden Personen) die Gesundheit und das Wohlbefinden wahrnimmt und wie mit Gesundheit umgegangen wird.
2. Gesundheitsverhaltensmuster: **Ernährung und Stoffwechsel**: Es beschreibt die Aufnahme von Nahrung und Flüssigkeit in Bezug auf den Stoffwechselbedarf und beinhaltet Musterindikatoren der lokalen Versorgung mit Nährstoffen.
3. Gesundheitsverhaltensmuster: **Ausscheidung:** Es beschreibt die Ausscheidungsfunktionen und -muster von Darm, Blase und Haut.
4. Gesundheitsverhaltensmuster: **Aktivität und Ruhe:** Es beschreibt Bewegungs- Aktivitäts-, Freizeit- und Erholungsmuster.
5. Gesundheitsverhaltensmuster: **Schlaf und Ruhe:** Es beschreibt Schlaf, Ruhe und Entspannung.
6. Gesundheitsverhaltensmuster: **Kognition und Perzeption:** Es beschreibt sensorische und kognitive Wahrnehmungsmuster.
7. Gesundheitsverhaltensmuster: **Selbstwahrnehmung und Selbstkonzept:** Es beschreibt, wie sich die Person selbst sieht und wie die Stimmungslage wahrgenommen wird. Es umfasst die individuellen Einstellungen gegenüber der eigenen Person, die Wahrnehmung der eigenen Fähigkeiten und das Körperbild.
8. Gesundheitsverhaltensmuster: **Rollen und Beziehungen:** Es beschreibt Rollenverpflichtungen und -beziehungen.
9. Gesundheitsverhaltensmuster: **Sexualität und Reproduktion:** Es beschreibt Reproduktionsmuster sowie Zufriedenheit oder Unzufriedenheit mit der Sexualität.

10. Gesundheitsverhaltensmuster: **Bewältigungsverhalten (Coping) und Stresstoleranz:** Es beschreibt Bewältigungsmuster sowie deren Effektivität im Hinblick auf Stresstoleranz.
11. Gesundheitsverhaltensmuster: **Werte und Überzeugungen:** Es beschreibt wahl- und entscheidungsleitende Muster von Werten, Zielen und Überzeugungen (auch spiritueller Art).

Reaktionen in diesen Gesundheitsverhaltensmustern sollten idealerweise in einer Anamnese erfasst und in der Concept Map berücksichtigt werden, um die Komplexität einer Fallsituation erfassen und eine effiziente präzise Diagnostik ableiten zu können. Nachfolgend wird der erste Schritt der Concept Map, das Clustern von relevanten Reaktionen, Daten und Informationen, dargestellt. Im Zentrum steht immer die Person, um die es in der Fallanalyse geht.

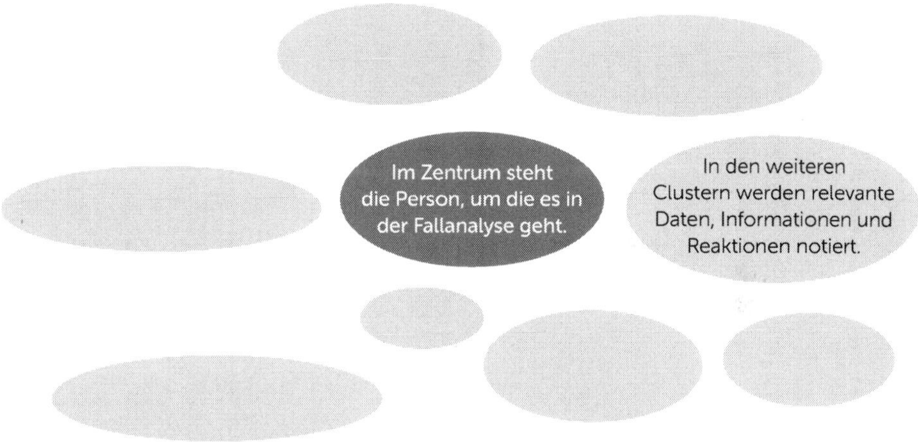
Im Zentrum steht die Person, um die es in der Fallanalyse geht.
In den weiteren Clustern werden relevante Daten, Informationen und Reaktionen notiert.

Abbildung 9: Erfassen von relevanten Reaktionen, Daten und Informationen. Darstellung der Concept Map im ersten Schritt (eigene Darstellung)

Beim „Clustern" der Reaktionen ist es wichtig, sie in ihrer Ausformulierung nicht zu kürzen oder umzuformulieren. Die Erfahrung in der Lehre zeigt, dass Studierende und Pflegepersonen dazu neigen, vorschnell eigene Interpretationen von wahrgenommenen Reaktionen abzuleiten.

Praxisbeispiel: Wenn in einer Fallsituation z. B. geschrieben steht, dass Hr. R sein Mittagessen unberührt stehen lässt, oder er äußert, dass ihm sein Mittagessen nicht schmeckt, steht sehr häufig geschrieben: Hr. R verweigert das Mittagessen. Diese Formulierung ist wertend und entspricht nicht der eigentlichen Reaktion. Sie beeinflusst die Bedeutungszuschreibung dieser Reaktion gravierend und kann davon ausgehend völlig fehlinterpretiert werden.

Deswegen ist es in diesem ersten Schritt der Concept-Map-Erstellung auch von zentraler Bedeutung, keine Interpretationen zu tätigen, sondern völlig wertfrei und neutral alle Reaktionen, Daten und Informationen zu clustern. Bei Daten und Informationen muss auch zusätzlich hinsichtlich der Relevanz für die Fallsituation eine Entscheidung getroffen werden, bevor sie als Cluster verschriftlicht werden.

Im nächsten Schritt der Concept Map Erstellung werden die geclusterten relevanten Daten, Informationen und Reaktionen daraufhin analysiert, ob es sich um Ressourcen oder um Herausforderungen/Belastungen für die Person handelt.

4.3.2 Zweiter Schritt: Erkennen und Hinterfragen der Bedeutung – Erkennen von Mustern, Zusammenhängen und gegenseitigen Beeinflussungen

In diesem zweiten Schritt der Concept-Map-Erstellung darf interpretiert werden. Hier geht es um die Annäherung an das Verstehen im Sinne des hermeneutischen Zirkels (siehe Kapitel 3.3.1). Entscheidend ist in diesem Schritt die eigene Haltung, die Reflexion über das eigene Denken sowie der kritische, reflektierte Umgang mit Wissen im Sinne von Critical Thinking (siehe Kapitel 4.1).

In diesem Schritt ist es ganz wichtig zu verstehen, dass im Verständnis der hermeneutischen Differenz eine Reaktion eines Menschen nie ganz verstanden werden kann und dass eine Interpretation immer nur als Annahme getätigt werden kann, die eine Überprüfung benötigt. Ausgehend von diesem Gesamtverständnis werden die angeführten Reaktionen, Daten oder Informationen entsprechend dem Analyse- und Interpretationsergebnis mit Farben umrandet:

- **Mit roter Farbe**: wenn Herausforderungen oder gefährdende Faktoren analysiert wurden
- **Mit blauer Farbe**: wenn Ressourcen oder fördernde Faktoren erkannt wurden

Werden Reaktionen, Informationen oder Daten erkannt, die gleichzeitig Ressourcen und Herausforderungen darstellen, so kann dieses Cluster auch mit blauer und roter Farbe umrandet werden (siehe Abb. 12).

Nach Abschluss dieser ersten Einschätzung werden hypothetische Zusammenhänge und gegenseitige Beeinflussungen zwischen den Reaktionen, Daten und Informationen analysiert und abgeleitet. Gefährdende/hemmende oder fördernde/förderliche Beeinflussungen können mittels Pfeilen und den Zeichen Minus oder Plus dargestellt werden. Wie in Kapitel 3.3 näher beschrieben, wird dieser Schritt ausgehend von dem eigenen Vorverständnis, den Vorerfahrungen, dem fachlichen Wissensstand und der eigenen Perspektive von Pflegepersonen durchgeführt. Die Erfahrung der Verfasserinnen in der Lehre hat gezeigt, dass die Benennung der beeinflussenden Faktoren und Zusammenhänge bei diesem Prozess der Interpretation eine große Rolle spielt. Die Begrifflichkeiten **negativ** und **positiv** polarisieren und beeinflussen offene Denkprozesse. Begrifflichkeiten wie **gesundheitsfördernde** und/oder -**gefährdende** Faktoren öffnen hingegen die Denkweise und lassen einen breiteren Erkenntnisgewinn zu. Durch dieses Vorgehen geschieht eine weitere Annäherung an das Verstehen von Reaktionen. Ein Erkenntnisgewinn hinsichtlich der Zusammenhänge, Beeinflussungen und der entstehenden Muster ergibt sich, dem die relevanten Daten, Informationen und Reaktionen zugrunde liegen. Das Fallverständnis wird erweitert.

Praxisbeispiel: Wenn z. B. klar wird, dass Hr. R das Essen stehen lässt, weil er am Morgen erfahren hat, dass seine Tochter einen schweren Verkehrsunfall hatte und ihn deswegen nicht besuchen kann, dann ergibt sich eine ganz andere Bedeutung dieser Reaktion, die auch Auswirkungen auf das weitere pflegerische Handeln hat. Wenn im Zusammenhang erkannt werden kann, dass z. B. seine Gattin in dieser schwierigen Situation eine wichtige Ressource ist, diese aber aufgrund fehlender Verkehrsmittel nicht kommen kann, dann können durch Telefonate etc. Wege gefunden werden, um Hrn. R in der Bewältigung dieser Situation zu unterstützen.

Wichtige Erkenntnisse können aus solchen Fallanalysen auch für ähnliche, immer wiederkehrende Fallsituationen gewonnen werden, die eventuell anhand von Musterbeispielen im Gedächtnis der Pflegepersonen oder auf Abteilungen verschriftlicht gesammelt werden, um in der Praxis daraus zu lernen. Nachfolgend wird die Visualisierung des zweiten Schrittes der Concept-Map-Erstellung dargestellt.

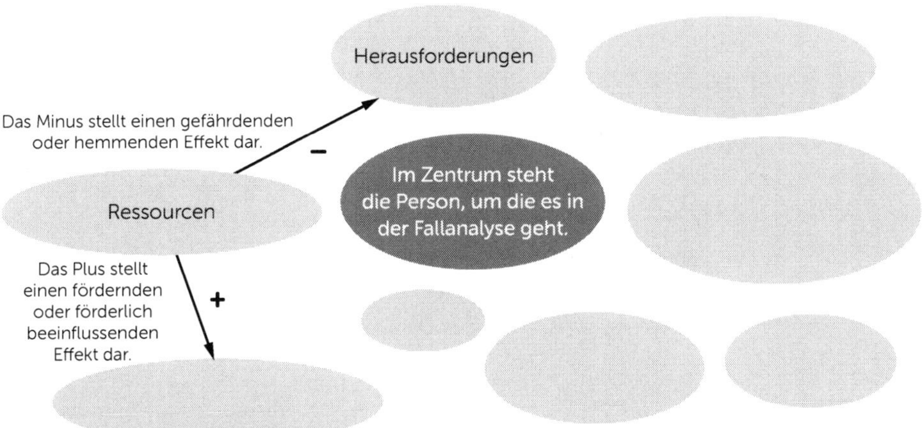

Abbildung 10: Fachlich fundiertes Erfassen von Zusammenhängen und Mustern (eigene Darstellung)

4.3.3 Dritter Schritt: Ableitung von Gesundheitsproblemen/-zuständen[1] und Lebensprozessen

Im dritten Schritt der Concept-Map-Erstellung werden aufgrund der gewonnenen Erkenntnisse Gesundheitszustände und Lebensprozesse abgeleitet. Damit wird im Rahmen der klinischen Entscheidungsfindung entsprechend der Definition einer Pflegediagnose (siehe Kapitel 1.2) eine klinische Beurteilung der Reaktionen von Individuen, Familien und Gemeinschaften auf Gesundheitszustände/Lebensprozesse vorgenommen, die auch die Kontextfaktoren und Rahmenbedingungen berücksichtigt.

In diesem Prozessschritt können ausgehend von diesem vorhergehend beschriebenen Verständnis Pflegephänomene wie z. B. Angst, Schmerz, intrinsische Motivation, Autonomie etc. sichtbar ableitbar werden. Sie müssen immer dem Cluster zugeordnet werden, in dem die Reaktionen, Daten und/oder Informationen abgebildet sind, von denen sich die Phänomene ableiten lassen. Visualisiert werden sie, indem das Phänomen (Gesundheitszustände, Phänomene in Lebensprozessen) verschriftlicht wird und in ein grün umrahmtes Rechteck gesetzt wird (siehe Abb. 12).

Die Benennung und auch die gedankliche Ableitung der Gesundheitszustände/-probleme und Phänomene in Lebensprozessen sollen offen gestaltet und frei formuliert werden können. Sehr häufig neigen Pflegepersonen und auch Studierende dazu, bereits Pflegediagnosetitel abzuleiten. Das ist zulässig, jedoch sind nicht alle Phänomene, die sich aus menschlichen Reaktionen ableiten lassen, bereits in Pflegediagnosen abgebildet, deswegen ist eine Offenheit in der Formulierung notwendig. Um ein wenig Orientierung bei der Ableitung der Pflegephänomene zu schaffen, um Ideen und Gedankenanregungen zu generieren, braucht es manchmal Unterstützung, wenn diese Art des Denkens noch nicht sehr vertraut und geübt ist. Domänen als übergeordnete Themenbereiche aus der NANDA-I-Klassifikation können deswegen zur Orientierung bei der Ableitung herangezogen werden, das sollte die Offenheit im Denken jedoch nicht einschränken. Nachfolgende Abbildung zeigt die Visualisierung dieses Schrittes auf.

1 In der aktuellen Ausgabe von NANDA I (2024–2026) wird nicht mehr von Gesundheitsproblemen, sondern von Gesundheitszuständen gesprochen. Deswegen wird in dieser Publikation immer wieder auch auf diesen Begriff zurückgegriffen.

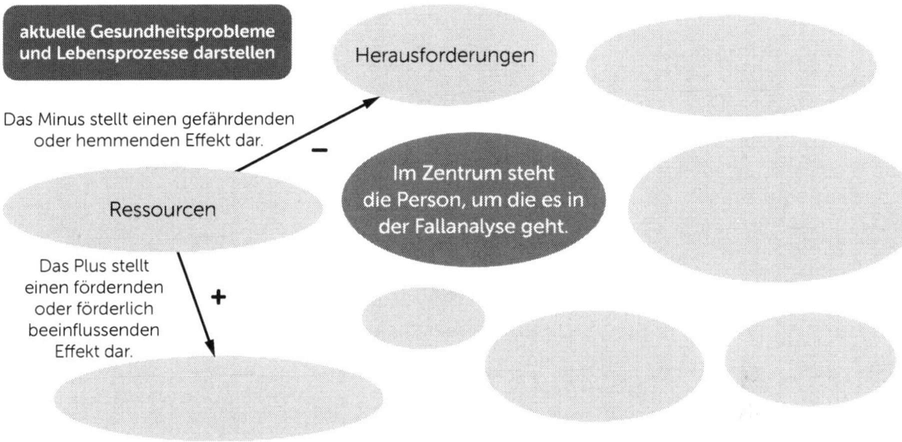

Abbildung 11: Erfassen und Ableiten von Gesundheitszuständen und Lebensprozessen. Fertige Concept Map mit den drei Prozessschritten der Erstellung (eigene Darstellung)

Für ein besseres Verständnis einer Darstellung der Concept Map wird an dieser Stelle die Concept Map des Fallbeispiels in Kapitel 5 aufgezeigt. Dies soll nur zur Veranschaulichung dienen, nähere Details können in Kapitel 5.6 nachgelesen werden.

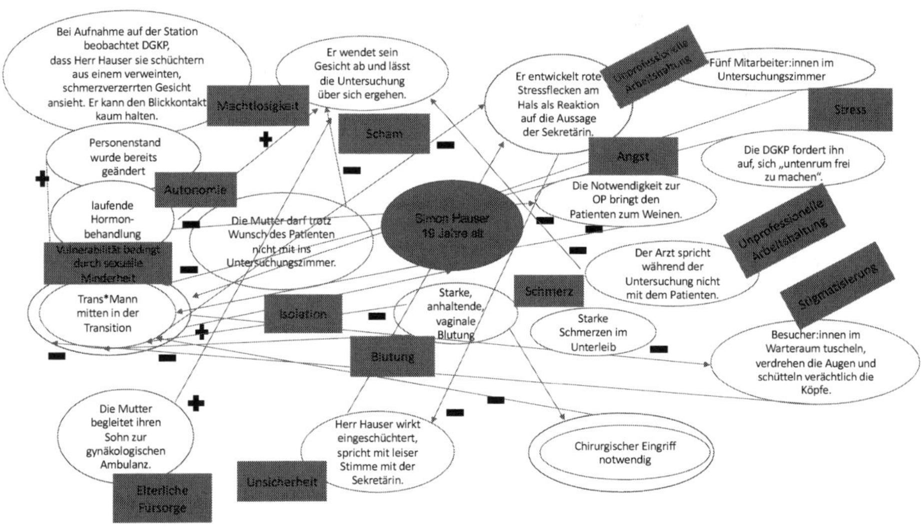

Abbildung 12: Fertige Concept Map (eigene Darstellung)

Nach der Erstellung der Concept Map werden, ausgehend von den Erkenntnissen rund um die abgeleiteten Gesundheitszustände/-probleme und Lebensprozesse im

Rahmen der klinischen Entscheidungsfindung, alle in der Fallsituation möglichen Pflegediagnosen abgeleitet.

4.4 Ableitung der am höchsten zu priorisierenden Pflegediagnose – präzise Diagnostik

Pflegediagnosen können abgeleitet werden, wenn beispielsweise eindeutig zuordbare Reaktionen wie Äußerungen der Beteiligten, objektiv wahrnehmbares Verhalten oder Veränderungen am Körper (z. B. Rötung der Haut) festgestellt werden. Pflegediagnosen können aber auch auf Annahmen basieren, sofern diese ausgehend von einem Faktum in der Fallsituation fachlich fundiert abgeleitet werden.

Beispiel: Wenn z. B. eine Person operiert wurde, ist davon auszugehen, dass das Phänomen Schmerz gegeben sein wird. Wenn in der Fallsituation keine Reaktion beschrieben ist, kann die Diagnose jedoch ausgehend von dieser logisch und fachlich fundierten Begründung abgeleitet werden. Es müssen in der Praxis allerdings noch nähere Informationen gesammelt werden.

In diesem Schritt ist es essenziell, dass bei der Begründung und Zuordnung der relevanten Reaktionen, Daten und Informationen bei eventuellen Annahmen aufgrund eines Faktums zur Pflegediagnose immer die Concept Map im Blick behalten wird. Durch die fachlich fundierten Begründungen, die sich aus den gewonnenen Erkenntnissen hinsichtlich der relevanten Daten, Informationen und vor allem auch Reaktionen ableiten lassen, kann bereits der Typ der Pflegediagnose erkannt werden, der zugrunde liegt. Zeigen sich in einer Fallsituation eindeutige Reaktionen (bestimmende Merkmale/Symptome) hinsichtlich z. B. Angst oder Furcht und lassen sich beeinflussende Faktoren (Ätiologie) ableiten, so liegt eine problemfokussierte Diagnose zugrunde. Zeigen sich ausgehend vom fachlich fundierten Verständnis Risikofaktoren, so lässt sich eine Risikodiagnose stellen. Mehrere gebündelte Risikopflegediagnosen oder problemfokussierte Pflegediagnosen können sich in einer Syndrompflegediagnose wiederfinden und abgeleitet werden. Auch eine gesundheitsförderliche Pflegediagnose kann durch Beobachtung abgeleitet werden, wenn etwa das Verhalten der Person, der Familie oder der Gemeinschaft hinsichtlich der Bereitschaft, am Gesundungsprozess mitzuwirken, anhand von entsprechenden Reaktionen (wie sie auf der Concept Map ersichtlich sind) betrachtet wird.

Besonders gesundheitsförderliche Pflegediagnosen haben im nachfolgenden Schritt der Priorisierung ein hohes Potenzial, da die Reaktionen zeigen, dass betreffende Menschen bereits die intrinsische Motivation in sich tragen, um selbst etwas zur Optimierung ihrer gesundheitlichen, pflegerelevanten Herausforderungen beizutragen.

4.5 Priorisierung der abgeleiteten Pflegediagnosen

Die abgeleiteten Pflegediagnosen werden neben den vorhergehend erwähnten Zuordnungen zum Typ der Pflegediagnose auch ausgehend von der Definition der Pflegediagnose abgeglichen. Anhand des Erkenntnisgewinns im vorangegangenen Prozess der Concept-Map-Erstellung werden Pflegediagnosen mit den entsprechenden Daten, Informationen und Reaktionen begründet. Das Ziel ist es, alle Pflegediagnosen abzuleiten, die ableitbar sind, um die gesamte Komplexität der Fallsituation mit dem zugrundeliegenden Pflegebedarf zu erfassen und sie im Schritt der Priorisierung berücksichtigen zu können.

Eine Pflegediagnose, die priorisiert werden kann, hat das Potenzial, dass ausgehend von Zielen und Interventionen im Rahmen dieser Diagnose alle anderen abgeleiteten Pflegediagnosen positiv mitbeeinflusst werden können. Das Potenzial zur Priorisierung zeigt auch die Reichweite einer Pflegediagnose. Damit ist die Abbildung einer Vielzahl an relevanten Daten, Informationen und Reaktionen in der jeweiligen Pflegediagnose gemeint, die ihren Einflussbereich sichtbar macht. Durch diese umfangreiche Abbildung einer Pflegediagnose kann meistens auch gewährleistet werden, dass die Komplexität der Fallsituation umfassend benannt wird und alle anderen Diagnosen damit positiv mitbehandelt werden können (siehe das Praxisbeispiel in Kapitel 5).

Unterstützend kann bei dieser Einschätzung der Reichweite die Messung der Genauigkeit anhand einer Sieben-Punkte-Skala von Lunney (2007) sein, die sie aus Studienergebnissen abgeleitet hat. Sie hat damit nachgewiesen, dass Pflegepersonen, die kontinuierlich mit dem Pflegeprozess arbeiten, genauere Pflegediagnosen stellen. Da dieses Instrument für die Verwendung in der Praxis bei bereits erstellten Pflegediagnosen entwickelt wurde, haben die Verfasserinnen es für die Verwendung in der Lehre adaptiert. Die Adaption erfolgte aufgrund von Rückmeldungen von Studierenden zu Herausforderungen bei der Verwendung der Skala. Auf S. 98 folgt die adaptierte Skala.

Bei der Verwendung dieser Skala ist jedoch darauf zu achten, dass sie entwickelt wurde, bevor die Bedeutung der Reaktionen in Bezug auf die Gesundheitsfördernde Diagnose besser verstanden wurde. Es sind nicht immer **viele** Reaktionen, die die Bereitschaft der Person oder der Familie zur Mitwirkung zeigen. Doch diese Reaktionen sind aufgrund der bereits vorhandenen intrinsischen Motivation hoch zu priorisieren und damit auch hoch zu skalieren. Es gilt, die Herausforderungen in der Situation durch weitere Stärkung der bereits vorhandenen Bereitschaft zur Mitwirkung zu bewältigen.

Tabelle 1: Skala zur Einschätzung der Genauigkeit von Pflegediagnosen (angelehnt an Lunney, 1990 & 1992; Lunney et al., 1997, zitiert nach Lunney, 2007, S. 64), adaptiert von Bachmann-Schrittesser, Horak & Knes

Skalierung	Kriterien
+5	Die Pflegediagnose wird durch hochrelevante bestimmende Merkmale in der zugrundeliegenden Situation gestützt.
+4	Die Pflegediagnose stimmt mit den meisten bestimmenden Merkmalen überein und wird durch relevante, nicht aber durch hochrelevante Merkmale gestützt.
+3	Die Pflegediagnose stimmt mit vielen bestimmenden Merkmalen überein, erfasst jedoch nicht das Wesentliche der vorhandenen Merkmale der zugrundeliegenden Situation (z. B. Immobilität in terminaler Phase, Essen und Trinken in der terminalen Phase).
+2	Die Anzahl der diagnoserelevanten bestimmenden Merkmale ist zu gering und/oder die Pflegediagnose ist weniger wichtig als andere Pflegediagnosen (z. B. Einzelphänomen).
+1	Nur ein bestimmendes Merkmal oder ein Risikofaktor (Daten, Informationen, Reaktionen) verweist auf die Pflegediagnose.
0	Es gibt keine bestimmenden Merkmale, die auf die Pflegediagnose verweisen. Es handelt sich um eine Annahme ausgehend von einer Information hinsichtlich eines Faktums (z. B. Schmerzen nach der OP, wobei keine Reaktionen beschrieben sind).

Nachdem die Pflegediagnosen priorisiert wurden und die am höchsten zu priorisierende Pflegediagnose ausgewählt und begründet wurde, muss sie entsprechend Typ und zugrundeliegendem Schema ausformuliert werden.

4.6 Ausformulierung der höchst zu priorisierenden Pflegediagnose

Die am höchsten priorisierte Pflegediagnose wird entsprechend ausformuliert (siehe auch Kapitel 1.2), um davon ausgehend passende Ziele und Interventionen ableiten zu können. An der Fachhochschule Kärnten wird im Studiengang Gesundheits- und Krankenpflege mit dem Klassifikationssystem NANDA I, aber vor allem mit der Publikation von Doenges et al. (2024) gearbeitet. Diese Publikation hat den Vorteil, dass sogenannte Pflegediagnosen-Gesamtkonzepte abgebildet sind. Ein Konzept ist in diesem Zusammenhang als konkreter Plan zu verstehen, da neben wissenschaftlich fundierten Pflegediagnosen (mit Titel, Definition und der dem Typ entsprechenden Struktur) auch wissenschaftlich fundierte Ziele und Interventionen angeführt sind. Bei der Ausformulierung der Diagnose muss jedoch darauf geachtet werden, dass das Buch zur Unterstützung verwendet wird und lediglich Orientierung zur wissenschaftlichen Fundierung der jeweiligen Pflegediagnosen gibt. Der Fallbezug in den Ausformulierungen anhand konkreter Reaktionen, Daten und Informationen muss jedoch immer gegeben sein.

Der Schritt von der klinischen Entscheidungsfindung hin zur präzisen Diagnostik ist damit abgeschlossen. Der Vollständigkeit halber wird nachfolgend noch auf die Ableitung der Ziele und Interventionen eingegangen.

4.7 Ableitung von Zielen und Interventionen

Im weiteren Schritt werden die Ziele formuliert. Hierbei muss beachtet werden, dass sich diese im Verständnis der inneren Kohärenz bei einer problemfokussierten Diagnose zwar an den Symptomen bzw. bestimmenden Merkmalen orientieren, aber die beeinflussenden Faktoren nicht außer Acht gelassen werden dürfen. Wenn die ursächlichen, beeinflussenden Faktoren positiv verändert werden können, werden sich in der Folge auch die Symptome bzw. die bestimmenden Merkmale positiv verändern.

Ziele müssen sich an Qualitätsmesskriterien orientieren und im Verständnis des Qualitätsmanagements, z. B. nach den SMART-Kriterien, formuliert werden. Das bedeutet, sie müssen spezifisch (specific), messbar (measurable), an den Menschen angepasst, adäquat, erreichbar (achievable), realistisch (realistic) bzw. machbar sowie terminiert/zeitlich gebunden (time bound) formuliert sein.

Die Formulierung von Nah- und Fernzielen ist notwendig. Fernziele sollen eine Vision ermöglichen, das Ziel definieren, das längerfristig in einem gewissen Zeitraum erreicht werden soll. Nahziele dagegen ermöglichen die Formulierung von Zwischenzielen, die motivierend für die Betroffenen sein sollen, Rückschläge leichter verkraftbar machen, aber auch als Korrektiv für die DGKP dienen. Falls die geplanten Interventionen nicht erfolgreich sind, können frühzeitig Veränderungen durchgeführt werden.

Pflegeinterventionen müssen unter Berücksichtigung der 7 W (Wer? Was? Wo? Wie? Wann? Wie oft? Wie lange?) ausformuliert werden.

- Es muss eindeutig klar sein, WER es ist (DGKP, PFA oder PA), der oder die die Intervention in der Situation durchführen darf.
- Es muss auch klar sein, WAS durchgeführt wird und WIE die Intervention genau durchgeführt werden muss.
- Es muss klar sein, WO (im Krankenzimmer, im Besprechungsraum etc.) die Intervention durchgeführt werden darf.

- Es muss eindeutig klar sein, WANN (nach dem Frühstück, um 10:00 oder nach der Visite etc.) genau im Tagesablauf die Intervention durchgeführt werden muss, damit im Routineablauf auch wirklich Zeit dafür ist, oder damit in der mobilen Pflege und Betreuung ein konkreter Zeitplan für die Durchführung erstellt werden kann.
- Dazu muss auch klar sein, WIE OFT die Intervention durchgeführt werden soll und WIE LANGE sie je nach Stabilität der Situation dauert.

Die Pflegeinterventionen werden bei einer Risikodiagnose zur Minimierung der Risikofaktoren geplant. Bei einer Gesundheitsförderungsdiagnose geht es um die Förderung/Stärkung der Bereitschaft zur Bewältigung der Herausforderungen in allen Problemfeldern. Bei einer problemfokussierten Diagnose werden Interventionen zur Behebung oder Minimierung der beeinflussenden Faktoren bzw. eine Veränderung der bestimmenden Merkmale/Symptome geplant. Pflegeinterventionen müssen auf die Erreichung der Pflegeziele hin abgestimmt werden. Durch eine solche prozesshafte Überprüfung sind alle Schritte ineinander stimmig und damit in sich konsistent, bzw. können sie auch als homogen im Sinne einer inneren Kohärenz bezeichnet werden.

Im nachfolgenden Fallbeispiel (Kapitel 5) wird der Prozess der präzisen Diagnostik in Zusammenhang mit interpretativer Fallarbeit in einer komplexen Fallsituation aufgezeigt. Es wurde eine Fallsituation gewählt, die aufgrund der Ausgangslage des Betroffenen sehr komplex und aufgrund der Thematik sehr aktuell ist. Sie befasst sich mit einem Trans-Mann[2], der sich im Prozess der Transition[3] befindet. Eine Studie von Gaiswinkler et al. (2023), die für das österreichische Bundesministerium für Gesundheit, Soziales, Pflege und Konsumentenschutz erstellt wurde, weist diesbezüglich auf die herausfordernde Situation für diese Personen, besonders im Gesundheitssystem, hin. Die Herausforderungen zeigen sich auch in dieser Fallsituation, die Studierende im 5. Semester bearbeiten. Die theoretische Fundierung und das entsprechende Hintergrundwissen erhalten die Studierenden in der Lehrveranstaltung bzw. müssen sie es vor den Unterrichtseinheiten erarbeiten. Somit können ausgehend von einem erweiterten Fallverständnis die Schritte der interpretativen Fallarbeit durchgeführt werden.

Grundlagen zum Thema trans*sensible Pflege sind im Download unter dem folgenden QR-Code nachzulesen:

2 Transfrau/Transmann: Lebt nach dem Prinzip der binären Geschlechterordnung im selbstgewählten Gegengeschlecht.

3 Transition: Dieser Begriff bezeichnet den individuellen Weg und die Schritte einer Trans*person, die von ihr unternommen werden, um sich dem gelebten und empfundenen Geschlecht anzugleichen. Dieser Prozess kann auf sozialer, körperlicher, aber auch auf juristischer Ebene erfolgen. Werden das weibliche und männliche Geschlecht als Endpunkte möglicher Geschlechterpositionen und der Übergang zu diesen als Kontinuum verstanden, dann wird verständlich, dass von einer Vielzahl von empfundenen Geschlechterpositionen ausgegangen werden muss. Nicht immer wird das Gegengeschlecht mithilfe von körpermodifizierenden Maßnahmen und Hormongaben angestrebt.

5 Schritte der Fallbearbeitung – interpretative Fallarbeit mit präziser Diagnostik

Zunächst wird für die Fallbearbeitung eine Fallsituation beschrieben, aus der dann die relevanten Reaktionen, Daten und Informationen für den ersten Schritt der Concept-Map-Erstellung abgeleitet werden.

5.1 Beschreibung einer Fallsituation

Nachmittags an einem Freitag in einem Standardkrankenhaus: Simon Hauser (19 Jahre) kommt in Begleitung seiner Mutter und wird auf der Ambulanz für Gynäkologie vorstellig. Der Dame bei der Aufnahme gibt er zu verstehen, dass er eine gynäkologische Untersuchung bräuchte. Daraufhin erklärt die Sekretärin dem Patienten, dass es sich hierbei um ein Missverständnis handeln muss, denn er befindet sich schließlich in der gynäkologischen Ambulanz und nicht auf der urologischen Ambulanz. Hier werden ausschließlich Frauen behandelt. Die Mutter des Patienten bemerkt, dass sich ihr Sohn sichtlich unwohl fühlt und rote Stressflecken am Hals entwickelt. Herr Hauser wirkt tatsächlich etwas verschüchtert, senkt seine Stimme und erklärt der Sekretärin seine Situation.

Er ist ein Trans*mann und befindet sich in seiner Transition. Sein Personenstand wurde bereits vor einem Jahr geändert und bis zur vollständigen Geschlechtsangleichung sind noch zwei weitere Operationen geplant. Um seinem Identitätsgeschlecht näher zu kommen, ist er derzeit auch auf eine Hormonbehandlung angewiesen. Aufgrund starker Schmerzen im Unterleib und einer anhaltenden starken vaginalen Blutung fühlt sich der Patient gezwungen, die Ambulanz aufzusuchen.

Die Situation bleibt nicht unbemerkt. Im Warteraum ist ein gleichmäßiges Tuscheln zu vernehmen. Einige der Ambulanzbesucher:innen schütteln verächtlich den Kopf und rollen die Augen. Ungläubig blickt die Sekretärin den Patienten an, nimmt seine weiteren Daten auf und bittet ihn, Platz zu nehmen. Anschließend wird die Glasfront von ihr geschlossen und ein Telefongespräch getätigt.

Nach einer kurzen Wartezeit wird Herr Hauser in den Untersuchungsraum gebeten. Herr Hauser möchte seine Mutter bei der Untersuchung dabeihaben. Diesem Wunsch wird nicht nachgekommen und der Mutter der Zutritt zum Untersuchungsraum verwehrt. Begründet wird die Handlung mit der Aussage, dass der junge Mann ja schon volljährig sei. Sichtlich verstört nimmt die Mutter wieder im Warteraum Platz.

Im Untersuchungszimmer befinden sich neben einem Arzt vier weitere Personen, die alle Blicke auf Herrn Hauser richten. Von einer Pflegefachkraft wird er in die Umkleidekabine geführt, mit der Bitte, „sie solle sich untenrum frei machen".

Nach einer kurzen Darstellung seiner Symptome nimmt er sichtlich eingeschüchtert auf dem Untersuchungsstuhl Platz, wendet sein Gesicht ab und lässt die Untersuchung über sich ergehen. Der behandelnde Arzt spricht dabei kein Wort. Der Arzt verrichtet die vaginale Untersuchung stumm und schnell. Nach der Diagnosestellung eines Uterusmyoms wird der Patient aufgeklärt, dass er stationär aufgenommen werden muss und ein chirurgischer Eingriff zu erwägen ist. Diese Nachricht erschüttert den Patienten – er beginnt zu weinen.

Gegen vier Uhr erhalten Sie auf der gynäkologischen Station eine telefonische Übergabe durch die diensthabende DGKP aus der Ambulanz. Kurz darauf kommt der junge Mann mit seiner Mutter auf die gynäkologische Station. Die beiden wirken vertraut. Als sie Ihnen gegenüberstehen, bemerken Sie, dass der junge Mann Sie schüchtern aus einem verweinten, schmerzverzerrten Gesicht ansieht. Dabei kann er den Blickkontakt kaum aufrecht halten.

5.2 Erstellung einer Concept Map

Ausgehend von den relevanten Reaktionen, Daten und Informationen werden die drei Schritte der Concept-Map-Erstellung in Zusammenhang mit der interpretativen Fallarbeit erstellt (siehe Kapitel 4.3).

Danach werden mögliche Pflegediagnosen genannt, die sich ausgehend von den Pflegephänomenen (Gesundheitszustände/-probleme und Phänomene in Lebensprozessen) von den Reaktionen, Daten und Informationen in der Concept Map ableiten lassen.

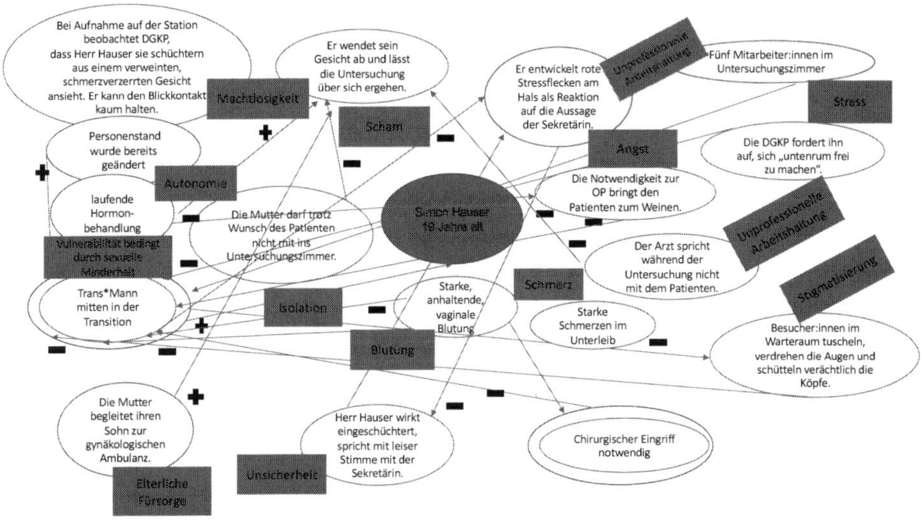

Abbildung 13: Fertige Concept Map nach Erarbeitung der ersten drei Schritte der klinischen Entscheidungsfindung (eigene Darstellung)

5.3 Mögliche abgeleitete Pflegediagnosen

Eine Überprüfung der Definition des Pflegediagnosentitels etc. wird anhand der Pflegediagnosenkonzepte von Doenges et al. (2024) vorgenommen. Eine Einschätzung des Grades der Skalierung angelehnt an Lunney erfolgt ebenso.

Machtlosigkeit (Doenges et al., 2024, S. 871)
OP bringt Patienten zum Weinen, Herr Hauser wirkt eingeschüchtert, spricht mit leiser Stimme mit Sekretärin, Besucher:innen im Warteraum tuscheln, verdrehen die Augen und schütteln verächtlich den Kopf. Patient entwickelt rote Stressflecken am Hals als Reaktion auf die Aussage der Sekretärin, wendet sein Gesicht ab und lässt die Untersuchung über sich ergehen, bei Aufnahme beobachtet DGKP, dass Herr Hauser sie schüchtern aus einem verweinten, schmerzverzerrten Gesicht ansieht, er kann den Blickkontakt kaum aufrecht halten. **Skala +4**

Risiko einer gefährdeten Menschenwürde (S. 881)
Trans*mann mitten in der Transition (vulnerable Gruppe – Risikopopulation), OP bringt Patienten zum Weinen, Herr Hauser wirkt eingeschüchtert, spricht mit leiser Stimme mit Sekretärin, Besucher:innen im Warteraum tuscheln, verdrehen die Augen und schütteln verächtlich den Kopf, er entwickelt rote Stressflecken am Hals als Reaktion auf die Aussage der Sekretärin, wendet sein Gesicht ab und lässt die Untersuchung über sich ergehen, Arzt spricht während der Untersuchung nicht mit

dem Patienten. Bei Aufnahme beobachtet DGKP, dass Herr Hauser sie schüchtern aus einem verweinten, schmerzverzerrten Gesicht ansieht, er kann den Blickkontakt kaum aufrecht halten. Skala +5

Angst (S. 154)
Notwendigkeit einer OP bringt Patienten zum Weinen, Herr Hauser wirkt eingeschüchtert, spricht mit leiser Stimme mit Sekretärin, bei Aufnahme beobachtet DGKP, dass Herr Hauser sie schüchtern aus einem verweinten, schmerzverzerrten Gesicht ansieht, er kann den Blickkontakt kaum aufrecht halten, entwickelt rote Stressflecken am Hals als Reaktion auf die Aussage der Sekretärin, wendet sein Gesicht ab und lässt die Untersuchung über sich ergehen. Skala: +3

Akuter Schmerz (S. 1111)
Starke Schmerzen im Unterleib, chirurgischer Eingriff notwendig. Skala: +1

Hoffnungslosigkeit (S. 654)
Herr Hauser wendet sein Gesicht ab und lässt die Untersuchung über sich ergehen, bei Aufnahme beobachtet DGKP, dass Herr Hauser sie schüchtern aus einem verweinten, schmerzverzerrten Gesicht ansieht, er wirkt eingeschüchtert, spricht mit leiser Stimme mit Sekretärin. Skala: +3

Situationsbedingt geringes Selbstwertgefühl (S. 1240)
Herr Hauser wendet sein Gesicht ab und lässt die Untersuchung über sich ergehen, bei Aufnahme beobachtet DGKP, dass Herr Hauser sie schüchtern aus einem verweinten, schmerzverzerrten Gesicht ansieht, er kann den Blickkontakt kaum aufrecht halten. Herr Hauser wirkt eingeschüchtert, spricht mit leiser Stimme mit Sekretärin, Mutter darf trotz Wunsch des Patienten nicht mit ins Untersuchungszimmer, Trans*mann mitten in der Transition (Risikopopulation). Skala: +4

Unterbrochene Familienprozesse (S. 461)
Mutter darf trotz Wunsch des Patienten nicht mit ins Untersuchungszimmer, Notwendigkeit zur OP bringt Patienten zum Weinen. Skala: +1

Stressüberlastung (S. 1297)
Notwendigkeit zur OP bringt Patienten zum Weinen, er wendet sein Gesicht ab und lässt die Untersuchung über sich ergehen, Herr Hauser wirkt eingeschüchtert, spricht mit leiser Stimme mit Sekretärin, bei Aufnahme beobachtet DGKP, dass Herr Hauser sie schüchtern aus einem verweinten, schmerzverzerrten Gesicht ansieht, er kann den Blickkontakt kaum aufrecht halten. Skala: +3

Risiko einer beeinträchtigten Resilienz (S. 1039)
Mutter darf trotz Wunsch des Patienten nicht mit ins Untersuchungszimmer, Notwendigkeit zur OP bringt Patienten zum Weinen, entwickelt rote Stressflecken am

Hals als Reaktion auf die Aussage der Sekretärin, wendet sein Gesicht ab und lässt die Untersuchung über sich ergehen, bei Aufnahme beobachtet DGKP, dass Herr Hauser sie schüchtern aus einem verweinten, schmerzverzerrten Gesicht ansieht, er kann den Blickkontakt kaum aufrecht halten, Trans*mann mitten in der Transition (Risikopopulation). **Skala: +4**

Moralischer Distress (S. 272)
Notwendigkeit zur OP bringt Patienten zum Weinen, er entwickelt rote Stressflecken am Hals als Reaktion auf die Aussage der Sekretärin, wendet sein Gesicht ab und lässt die Untersuchung über sich ergehen, bei Aufnahme beobachtet DGKP, dass Herr Hauser sie schüchtern aus einem verweinten, schmerzverzerrten Gesicht ansieht, er kann den Blickkontakt kaum aufrecht halten. **Skala: +3**

Ausgehend von den Erkenntnissen und in Zusammenhang mit dem Wert der Skalierung zeigt sich, dass sich anhand von entsprechend gesetzten Zielen und Interventionen, die das **Risiko einer gefährdeten Menschenwürde** minimieren, alle anderen abgeleiteten Pflegediagnosen, die pflegerisch beeinflussbar sind, positiv mitbehandeln lassen.

5.4 Am höchsten priorisierte Pflegediagnose

Die am höchsten priorisierte Diagnose wird dann entsprechend der Struktur mit Definition ausformuliert.

Risiko einer gefährdeten Menschenwürde [P] (S. 881)
Diagnosetyp: Risikopflegediagnose (PR)

Fokus der Diagnose: Menschenwürde

Definition: Anfälligkeit für einen wahrgenommenen Verlust von Respekt und Ehre, welcher die Gesundheit beeinträchtigen könnte

Risikofaktoren [R]:

- **Stigmatisierung**: niemand erklärt dem Patienten das Vorgehen bei der Untersuchung
- **Unzureichende Privatsphäre**: ungläubiger Blick der Sekretärin, Ausschluss der Mutter von der Untersuchung
- **Demütigung**: Augenverdrehen, Kopfschütteln und Tuscheln durch Ambulanzbesucher:innen, Herr Hauser muss im Untersuchungszimmer sein Genitale entblößen
- **Verlust der Kontrolle über Körperfunktionen**: Uterusmyom, dadurch Schmerzen im Unterleib mit starken vaginalen Blutungen

- **Entmenschlichung:** „Sie soll sich untenrum freimachen", Trans*mann mitten in der Transition (Risikopopulation)
- **Mangelnde Distanzwahrung des Gesundheitspersonals:** fünf Personen im Untersuchungszimmer

5.5 Geplante Pflegeziele

1. Herr Hauser benennt Situationen im Krankenhaus, in denen er seine Würde als Trans*person bedroht sieht.
   Zeitgrenze: in 2 Tagen
2. Herr Hauser skaliert seine abdominellen Schmerzen auf der NRS < 3 in Ruhe und Bewegung.
3. Herr Hauser kommuniziert seine Wünsche und Anliegen im Umgang mit den vaginalen Blutungen und der bevorstehenden Operation.
   ZG: innerhalb von 2 Tagen
4. Herr Hauser äußert, dass er während des gesamten Aufenthaltes trans*sensible Betreuung durch alle Mitarbeiter:innen erfahren hat.
   ZG: Behandlungszeitraum

5.6 Geplante Pflegeinterventionen

Ad 1)

Motivational Interviewing durch DGKP im Besprechungsraum zum ehestmöglichen Zeitpunkt am Aufnahmetag. Auf Wunsch gemeinsam mit der Mutter.

Ablauf:

- **Beziehung** – Vertrauen aufbauen! Beobachtung der DGKP kann objektiv geschildert werden: „Wie geht es Ihnen, Sie haben ja ein ganz verweintes Gesicht?"
- **Anliegen klären (Focussing)** – Situationen erzählen lassen, die Herrn Hausers Würde verletzten – „Wie erleb(t)en Sie die vergangene und momentane Situation?"
- **Vorstellungen, Wünsche, Stärken des Klienten herausarbeiten (Evokation)** – „Haben Sie schon ähnliche Situationen erlebt, wie sind Sie damit umgegangen? Was würde Ihnen jetzt helfen, damit umzugehen? Darf ich Ihnen erzählen, wie andere die Situation erlebt haben und damit umgegangen sind? Wie hätte die Situation in der Ambulanz für Sie angemessen gestaltet werden können? Was wäre für Sie ein erster notwendiger Schritt, eine Maßnahme, damit Sie sich wohler und respektiert fühlen?"
- **Planungsschritt(e) ableiten**

Ad 2)
DGKP eruiert die Schmerzsituation mindestens 3x täglich mithilfe der NRS. Bei Angaben > 3 wird der Patient mit der angeordneten Medikation auf der Fieberkurve versorgt.

Ad 2)
Bei NRS > 3 im abdominellen Bereich wird eine schmerzentlastende Positionierung der Bauchdecke vorgenommen – Oberkörper 45° hochlagern, Knie- und Hüftbeugung bis zur Schmerzreduktion (DGKP, PFA, PA).

Ad 3)
DGKP führt ein Informationsgespräch zum Thema Versorgung bei vaginaler Blutung und bevorstehender Operation hinsichtlich Hygieneartikel und OP-Vorbereitung **(Informationsanlass).**

Ad 4)
DGKP, PFA, PA verwenden bei jeglicher Kommunikation mit dem Patienten, aber auch über den Patienten das richtige Pronomen (er/ihn/sein bzw. Herr Hauser).

Ad 4)
DGKP/PFA/PA bindet Mutter auf Wunsch aktiv in den Behandlungs- und Betreuungsprozess ein und kommuniziert Termine wie Visiten und Kontrolluntersuchungen frühzeitig.

Ad 4)
DGKP eruiert, ob Herr Hauser in einem Einzel- oder Mehrbettzimmer untergebracht werden soll.

Ad 4)
DGKP/PFA/PA berücksichtigen die anatomischen Veränderungen in der Vorbereitung zu vaginalen Untersuchungen, indem Spekula der Größe S gereicht werden. Diese sind mit Gleitgel zu befeuchten, das Licht ist auf Wunsch zu dimmen. Untersuchungsschritte sind kleinteilig zu kommunizieren, externe Untersuchungsunterbrechungen sind zu vermeiden. Im Untersuchungszimmer ist nur eine Mindestanzahl an Personen vorzufinden.

Ad 4)
DGKP führt am Samstagvormittag ein Informationsgespräch im Einzelzimmer mit Herrn Hauser. Informationsanlass: Patientenrechte. Informationsbroschüre zu Patient:innen-Rechten wird ausgehändigt. Anonymer Patient:innen-Fragebogen zum Aufenthalt wird ausgehändigt.

Anhand sehr kurzfristiger Zeitgrenzen kann bei der Evaluierung dann festgestellt werden, ob mit diesen Interventionen die geplanten Ziele erreicht werden konnten oder ob eine Anpassung erfolgen muss.

Um immer wieder auch reale Fallsituationen aus der Praxis bearbeiten zu können, werden an der FH Kärnten im 5. Semester jedes Jahr viele Fallsituationen gesammelt und im Rahmen einer Fallbesprechung mit interpretativer Fallarbeit im Zusammenhang mit einem Simulationstraining bearbeitet. Die Struktur des Ablaufes der Fallbesprechung orientiert sich dabei ebenso wie die interpretative Fallarbeit an den Ausführungen von Schrems (2022, S. 85–86), die Vorgehensweise wird im nachfolgenden Kapitel beschrieben.

6 Simulationstraining mit interpretativer Fallarbeit und präziser Diagnostik

Wie schon erwähnt, wird das Simulationstraining mit Fällen aus der Praxis durchgeführt. Dabei wird eine Fallbesprechung zur klinischen Entscheidungsfindung in einem Team von Gesundheits- und Krankenpflegepersonen unter Verwendung der Methode der interpretativen Fallarbeit zur präzisen Diagnostik durchgeführt.

6.1 Vorbereitung der Fallbeschreibung für das Simulationstraining

Im Rahmen der Vorbereitung auf das Simulationstraining erhalten die Studierenden bereits in den vorhergehenden Semestern den Arbeitsauftrag, einen komplexen Fall aus der Praxis zu beschreiben und auf der Lernplattform hochzuladen. Zur Beschreibung des Falles sind vonseiten der Lehrenden Vorgaben kommuniziert worden, die sich an den Items zur Dokumentenanalyse des Messinstruments Q-DIO von Maria Müller Staub et al. (2008) orientieren. Das Messinstrument Q-DIO wurde von Expert:innen entwickelt, um Dokumentenanalysen in der Praxis durchzuführen und die Qualität von Pflegedokumentationen zu überprüfen. Damit erhalten die Studierenden eine Orientierung, welche Anhaltspunkte zur Erfassung der Fallsituation hilfreich sind und in der Fallsituation abgebildet sein sollen. So können die Studierenden eine umfassende Fallbeschreibung in den unterschiedlichen Zeiträumen des Wechsels zwischen Theorie und Praxis durchführen.

Von den Studierenden werden in der Beschreibung Angaben zum aktuellen Ereignis bzw. Krankenhausaufenthalt gemacht. Dabei werden unter anderem aus der Anamnese Ängste, Sorgen, Erwartungen und Wünsche aufgenommen. Zudem werden Informationen zur Bewältigung der momentanen Situation und des Erlebens der Krankheit, Informationen zu Bezugspersonen, Angaben zu den Aktivitäten des täglichen Lebens, soziale Verhältnisse, relevante Pflegeschwerpunkte und weitere Aspekte wie Informationen zu Glauben, Lebensgeschichte und Lebenseinstellung festgehalten. Essenziell in der Beschreibung der Fallsituation ist, dass die Reaktionen der Menschen erfasst werden, da diese, wie in den vorhergehenden Ausführungen aufgezeigt wurde, die Grundlage für die Ableitung der am höchsten zu priorisierenden Pflegediagnosen darstellen.

Die Studierenden werden dafür sensibilisiert, auf Reaktionen aus dem körperlichen, psychischen, familiensystemischen und sozialen Spektrum des menschlichen Seins zu achten sowie Umweltfaktoren mitaufzunehmen und zu dokumentieren. Der Fall muss aus einer neutralen Haltung der beschreibenden Person verfasst werden, um eine eigene Interpretation in der Fallbeschreibung, aber auch eine Beeinflussung (positiv wie negativ) der Mitstudierenden im Simulationstraining zu vermeiden. Eine umfassende, fokussierte und deskriptive Darstellung ist nötig, um die Nachvollziehbarkeit und Verständlichkeit zu gewährleisten und in die Reflexion gehen zu können. Um beim Simulationstraining gewährleisten zu können, dass die dargelegten Fälle die Kriterien eines komplexen Falles erfüllen, werden diese von den Lehrpersonen begutachtet und bei Notwendigkeit zur Überarbeitung an die Studierenden zurückgewiesen. Zudem erfolgt eine Vorselektion durch die Verantwortlichen der Lehrveranstaltung hinsichtlich der Auswahl der Fallsituationen für das nachfolgend beschriebene Simulationstraining.

6.2 Vorbereitungen im Simulationsraum

Der Simulationsraum, in dem die Fallbesprechung stattfindet, muss für dieses Setting adaptiert werden und zu einem Besprechungsraum umfunktioniert werden. Der Raum wird dazu mit Tischen in einer U-Form bestückt, damit alle Simulant:innen/ Teammitglieder auch Platz finden und gute Sicht auf die/den Moderator:in haben. Zur Visualisierung der Concept Map werden zwei Flipchart-Bögen auf einer Pinnwand befestigt. Zur Sammlung möglicher Pflegediagnosen und zur Ausformulierung der am höchsten zu priorisierenden Pflegediagnose sowie der Ziele und Interventionen dient ebenfalls eine Pinnwand mit Flipchart-Bögen oder ein Flipchart. Zur Bearbeitung benötigen die Teilnehmer:innen das Buch *Pflegediagnosen und Pflegemaßnahmen* von Doenges et al. (2024). Der Raum der Beobachtergruppe ist ebenfalls mit relevanter Literatur bestückt, um zusätzliches Wissen für die aufgegebenen Beobachtungsaufträge, die nachfolgend beschrieben werden, nachschlagen zu können.

6.3 Vorbereitung auf das Simulationstraining

Im Rahmen des Simulationstrainings, welches mit 8 Unterrichtseinheiten à 45 Minuten bedacht ist, werden in Kleingruppen von maximal 15 Personen zwei ausgewählte Fallsituationen bearbeitet. Dazu werden mit den Teilnehmer:innen noch einmal die Schritte der klinischen Entscheidungsfindung sowie die wesentlichsten Elemente des Critical Thinking in Zusammenhang mit einer Fallbesprechung wiederholt. Die entsprechenden Inhalte haben sie im Unterricht bereits vermittelt bekommen.

Im Anschluss sind die Studierenden angehalten, Kommunikationsregeln innerhalb der Gruppe festzulegen, bevor eine zufällige Gruppenteilung in Simulationsgruppe und Beobachtergruppe vorgenommen wird. In der Simulationsgruppe wird die jeweilige Rolle, die dann in der Simulation eingenommen wird, anhand eines Loses zufällig zugeordnet. Die Rollen, die zu vergeben sind, sind Moderator:in, Zeitmanager:in, Teammitglied und Falleinbringer:in. Lediglich die/der Falleinbringer:in wird von den Lehrenden festgelegt, da der einzubringende Fall auch bearbeitbar sein muss. Die Teilnehmer:innen bekommen auch die Möglichkeit, sich im Rahmen der Familiarisierung, bevor es an die Umsetzung geht, mit dem Simulationsraum vertraut zu machen und ihre Rolle in den Gegebenheiten des Raumes zu reflektieren.

6.4 Umsetzung der Simulation – Ablauf der Fallbesprechung

Die Simulationsgruppe besteht aus einer/einem Falleinbringer:in, dem/der Moderator:in und je nach Gruppengröße aus drei bis vier Teammitgliedern (inkl. Zeitmanager:in). Jede Rolle bringt spezifische Aufgaben mit sich.

Nach der Eröffnung der Fallbesprechung durch die Moderation ist die Falleinbringer:in aufgefordert, den Fall umfassend und nachvollziehbar entlang der Aspekte der Fallbeschreibung neutral vorzustellen. In dieser Phase der Fallbesprechung können von den Teammitgliedern Fragen für das vollständige Erfassen des Falles gestellt werden. Die Moderatorin sorgt für ein strukturiertes Vorgehen während der gesamten Fallbesprechung und achtet auf die Einhaltung der gemeinsam erstellten Kommunikationsregeln. Nachdem die Fallschilderung erfolgt ist, werden die zentralen Inhalte der Fallschilderung durch die Moderatorin erfasst und gemeinsam mit dem Team im ersten Schritt der Concept-Map-Erstellung auf dem Flipchart notiert. Bei der Auseinandersetzung mit der Frage, welche Reaktionen, Daten und Informationen relevant sind, und bei allen weiteren Schritten versucht die Moderatorin alle Gruppenmitglieder aktiv miteinzubeziehen und ist für die Visualisierung der Schritte der Concept Map und Protokollierung der zentralen Inhalte zuständig. Die Zeitmanager:in achtet darauf, dass für die Erstellung der Concept Map, die Ableitung der Diagnosen mit Priorisierung und für die Ausformulierung der Diagnosen sowie die Planung der Ziele und Maßnahmen das vorgegebene Zeitkontingent im Idealfall nicht überschritten wird. Für den gesamten Ablauf sind 60 Minuten vorgegeben. Die endgültige Beendigung der Simulation erfolgt jedoch durch die Lehrpersonen.

6.5 Vorbereitung und Rollen in der Beobachtungsgruppe

Die Beobachtungsgruppe wird in sich noch einmal in vier Untergruppen von je maximal drei Studierenden aufgeteilt, um ihrerseits auf vorgefertigte Fragestellungen vertieft eingehen zu können. Dieses Vorgehen hat sich als sinnvoll erwiesen, da dadurch das erworbene, fachlich fundierte Pflegewissen wiederholt und je nach Fallschilderung ergänzt wird. Dabei ist die Untergruppe 1 aufgefordert, auf die Einhaltung der Regeln des Critical Thinking, der aufgestellten Kommunikationsregeln und der Umsetzung der rollenspezifischen Aufgaben zu achten. Die Mitglieder der Untergruppe 2 sind angehalten, bezugswissenschaftliche medizinische und pflegerische Aspekte abzuleiten, während die Teilnehmer:innen der Untergruppe 3 sich auf die Relevanz von Theorien und Modellen konzentrieren. Ergänzend überlegt sich die Untergruppe 4 relevante Inhalte der Gesundheitsförderung und/oder -prävention sowie Familien- und Patientenedukation, die in der Fallsituation bedeutsam sind.

6.6 Durchführung des Debriefing

Für das Debriefing (nähere Beschreibung auch in Teil 1/Kapitel 6) sind 30–60 Minuten einzuplanen. Es findet in leicht abgewandelter Form statt und erfolgt auf drei Ebenen. In einem ersten Schritt erfolgt die Reflexion der Studierenden im Simulationsszenario, in Hinblick auf die Wahrnehmung und Umsetzung ihrer Rolle. Anschließend wird diese von den Beobachtungen und Erkenntnissen der Beobachtergruppe ergänzt. Die nächste Ebene betrifft die Umsetzung der Methode der präzisen Diagnostik im Sinne der interpretativen Fallarbeit. Auch hier werden zuerst die Teilnehmer:innen der Simulationsgruppe um ihre Einschätzung gebeten, bevor die Beobachtungsgruppe ihre Erkenntnisse teilt. Zu guter Letzt wird die fachliche Fundierung anhand der erfolgten Beobachtungsaufträge auch gemeinsam mit den Lehrenden reflektiert und durch die Informationen der Beobachtergruppe ergänzt. Dieses Debriefing wird auch im Sinne eines sogenannten **Teaching Briefings** genutzt, da dadurch auch fehlendes Wissen wieder erneuert und erworben werden kann sowie die Anwendung der präzisen Diagnostik im Rahmen der Fallbesprechung und alle Schritte der Umsetzung des Pflegeprozesses, vor allem, wenn Defizite sichtbar wurden. In einer zweiten Session werden dann die Großgruppen getauscht und ein zweites Szenario durchgespielt.

Das Simulationstraining wird an der Fachhochschule im Studiengang Gesundheits- und Krankenpflege auch für den Kompetenzaufbau in der Familien- und Patientenedukation genutzt. Dazu erfolgt in den nachfolgenden Ausführungen ebenso zuerst eine theoretische Auseinandersetzung mit der Thematik, um einen umfassenden Einblick geben zu können. Inhalte der nachfolgenden Kapitel wurden zum Teil der Publikation von Horak und Haubitzer (2024) entnommen, bezogen vor allem auf die Thematiken rund um Gesundheitsförderung und Prävention, aber auch in Bezug auf das Beratungskonzept des 15-Minute-Family-Interviews. Methoden der Familien- und Patientenedukation zeigen sich als überaus bedeutsam für die Professionalisierung und Akademisierung der Gesundheits- und Krankenpflege. Nachfolgend wird auf ihre Bedeutung für das Berufsfeld eingegangen.

Teil 3

Familien- und Patientenedukation im Kontext von Simulationen

Melitta Horak, Bettina Bachmann-Schrittesser

1 Familien- und Patientenedukation im Berufsfeld der Pflege

Das Rollen- und Gesundheitsverständnis von Pflegepersonen ist ein entscheidender Faktor für die Umsetzung des gesellschaftlichen Auftrags der Gesundheits- und Krankenpflege in Österreich. Vor allem in Bezug auf die professionelle pflegerische Begleitung von Menschen bei der Entwicklung von Gesundheitskompetenz ist die korrekte Umsetzung und Weiterentwicklung von Methoden der Familien- und Patientenedukation von größter Bedeutung. Ein hohes Maß an Gesundheitskompetenz ist für alle Menschen entscheidend, um selbst befähigt zu werden, die Herausforderungen einer Erkrankung oder eines Unfalls zu bewältigen. Aber auch für die eigene Gesunderhaltung der Gesundheits- und Krankenpflegepersonen, den Umgang mit gesundheitsgefährdendem Verhalten und die Minimierung von Risikofaktoren im eigenen Leben ist die Steigerung der Gesundheitskompetenz für alle Gesundheitsberufe, aber insbesondere für die Gesundheits- und Krankenpflege, entscheidend. Sehr wirksame Interventionen, die diese Befähigung fördern, sind die Methoden der Familien- und Patientenedukation. Für die Studierenden gilt es, diesbezüglich Zusammenhänge in der Generierung der Gesundheitskompetenz zu verstehen und Methoden zu erlernen, um in der individuellen Situation fallspezifisch mit der geeigneten Methode professionell reagieren und in einen professionellen Begleitprozess eintreten zu können. Zum besseren Verständnis soll deswegen nachfolgend zuerst auf die theoretische Fundierung sowie auch auf Hintergründe all dieser Themen eingegangen werden.

Besonders hervorzuheben ist dabei die Bedeutung dieser Kompetenzentwicklung für den Auftrag, den die Gesundheits- und Krankenpflege in der Gesellschaft hat. Der gesellschaftliche Auftrag der Gesundheits- und Krankenpflege in diesem Themenbereich lässt sich insbesondere von den gesetzlichen Grundlagen, besonders vom Berufsbild der Gesundheits- und Krankenpflege (GuKG, § 12), ableiten. Es verdeutlicht den gesamten Handlungsspielraum mit seiner großen Bandbreite: „Der gehobene Dienst für Gesundheits- und Krankenpflege trägt die Verantwortung für die unmittelbare und mittelbare Pflege von Menschen in allen Altersstufen, Familien und Bevölkerungsgruppen in mobilen, ambulanten, teilstationären und stationären Versorgungsformen sowie allen Versorgungsstufen (Primärversorgung, ambulante spezialisierte Versorgung sowie stationäre Versorgung). Handlungsleitend sind dabei ethische, rechtliche, interkulturelle, psychosoziale und systemische Perspektiven und Grundsätze."

Dies zeigt deutlich auf, dass eine DGKP nicht nur für Individuen, sondern auch für Familien und Bevölkerungsgruppen in allen Altersstufen Verantwortung trägt. Weiters zeigt sich im GuKG (§ 12 Abs. 2) die notwendige breite Auseinandersetzung mit einem entsprechenden Gesundheitsverständnis und deren Konsequenz für das pflegerische Handeln: „Der gehobene Dienst für Gesundheits- und Krankenpflege trägt auf Grundlage wissenschaftlicher Erkenntnisse durch gesundheitsfördernde, präventive, kurative, rehabilitative sowie palliative Kompetenzen zur Förderung und Aufrechterhaltung der Gesundheit, zur Unterstützung des Heilungsprozesses, zur Linderung und Bewältigung von gesundheitlicher Beeinträchtigung sowie zur Aufrechterhaltung der höchstmöglichen Lebensqualität aus pflegerischer Sicht bei."

Die bedeutendste Passage für die notwendige Erweiterung des Rollen- und Gesundheitsverständnisses findet sich in GuKG § 12, Abs. 5: „Der gehobene Dienst für Gesundheits- und Krankenpflege entwickelt, organisiert und implementiert pflegerische Strategien, Konzepte und Programme zur Stärkung der Gesundheitskompetenz, insbesondere bei chronischen Erkrankungen, im Rahmen der Familiengesundheitspflege, der Schulgesundheitspflege sowie der gemeinde- und bevölkerungsorientierten Pflege."

Dieser Abschnitt des Gesetzes bezieht sich vor allem auf die sogenannten neuen Handlungsfelder der Pflege[4] in der Primärversorgung, in der die Menschen am niederschwelligsten erreichbar und dadurch Interventionen im Rahmen einer pflegerischen Begleitung auch am effizientesten sind. Das ist der Ort, an dem Menschen direkt in ihrem eigenen Zuhause, in der Gemeinschaft, in der sie leben, begleitet werden können. Der kontinuierliche Aufbau von Gesundheitskompetenz durch Interventionen der Familien- und Patientenedukation hat allerdings in jedem Setting Bedeutung und muss implementiert und umgesetzt werden.

Das Verständnis in Bezug auf die Zusammenhänge von Rollen- und Gesundheitsverständnis und die Methoden der Familien- und Patientenedukation bei Studieren-

4 Nähere Informationen zu neuen Handlungsfeldern können in der folgenden Publikation nachgelesen werden: Horak, M., & Haubitzer, S. (2024). Community Health Nurse. Handlungsfelder der Pflege im Kontext von Public Health. 2. Auflage. facultas.

den zu generieren, ist ein länger andauernder Prozess des Kompetenzaufbaus, auf dessen theoretische Fundierung und didaktisch-methodische Umsetzung nachfolgend eingegangen wird.

1.1 Bedeutung und Methoden der Familien- und Patientenedukation als pflegerische Intervention im Rahmen der Prävention und Gesundheitsförderung

Im Rahmen der Akademisierung der Gesundheits- und Krankenpflege in Österreich zeigt sich aus beruflicher Erfahrung der Verfasserinnen, dass sich der Aufbau des Verständnisses rund um die Rolle einer DGKP hinsichtlich Prävention und Gesundheitsförderung sehr schwierig gestaltet. Das Rollenverständnis ist von der Krankenpflege geprägt, das ja auch in der Praxis noch überwiegend vorherrscht. Diese Herausforderungen gelten weiters für den dazugehörigen Kompetenzaufbau hinsichtlich Gesundheitsverständnis und das entsprechende Rollenverständnis für die Durchführung von Interventionen, die der Rolle einer Pflegeperson entsprechen.

Dieser Wechsel zur Gesundheitspflegeperson und das dazugehörige Rollenverständnis wurden bereits im Jahre 1997 im Rahmen des Gesundheits- und Krankenpflegegesetzes (BGBl. I NR. 108/1997) angestoßen. Bereits damals hatte die Auseinandersetzung mit Gesundheit gezeigt, dass es andere Denkmuster als die vorherrschende krankheitsbezogene Sichtweise braucht, um Menschen hinsichtlich ihrer gesundheitlichen Belange effizient begleiten zu können. Verschiedene Disziplinen generierten sehr viel Wissen in Form von Konzepten und Modellen in Zusammenhang mit der Förderung der Gesundheit, die einen Paradigmenwechsel in allen Berufsgruppen, aber besonders in der Gesundheits- und Krankenpflege, anregten. Kenntnis dieser Modelle und Konzepte ist zentral, um die notwendige Kompetenz hinsichtlich der Umsetzung effizienter Interventionen in Zusammenhang mit Gesundheitsförderung und Prävention aufbauen zu können.

1.1.1 Prävention – das zugrundeliegende Risikofaktorenmodell

Das präventive Verständnis zeigt sich in der geschichtlichen Auseinandersetzung als ältestes Denkmuster rund um Gesundheit und Krankheit. Dieses Denkmuster ist auf die Vermeidung von Krankheiten fokussiert, um damit Gesundheit zu erreichen oder zu bewahren. Der Sozialmediziner Klemperer (2020) weist darauf hin, dass diesbezüglich ausgehend vom Industriezeitalter des 19. Jh. die Sozialmedizin eine Herangehensweise zur Bekämpfung, aber auch zur **Vorbeugung** von Krankheiten entwickelte. Der Begriff Prävention leitet sich auch aus dem Lateinischen von „praevenire" ab: „prae" bedeutet „vor", „venire" meint „kommen, etwas zuvorkommen".

Dieser Begriff zeigt, dass es die Absicht war, mit Prävention der Entwicklung von Krankheiten „zuvorzukommen“ bzw. sie ganz zu verhindern. Nachdem die Entwicklung von statistischen Verfahren im 18. Jh. eine Aussage über Wahrscheinlichkeiten von Mortalität (Anzahl der Todesfälle) und Morbidität (der Anzahl der Erkrankungen in einer Gesellschaft) ermöglichte, wurden davon ausgehend Kriterien ermittelt, anhand derer sich mögliche Erkrankungen voraussagen ließen. Forschungen wurden durchgeführt und deren Ergebnisse analysiert und damit für die heutige Medizin grundlegende Risikofaktorenmodelle entwickelt. Das bedeutet, dass Risikofaktoren erfasst wurden, welche eine gewisse Wahrscheinlichkeit für das Auftreten einer Erkrankung in der Gesellschaft voraussagen konnten. Der Fokus der Analyse in den Studien unterlag dem Gesundheitsverständnis der damaligen Zeit. Viele Aspekte, die neben den kausalen medizinischen Krankheitsfaktoren bei einer Erkrankung von Bedeutung sind, wie z. B. psychische oder soziale Faktoren, sind in der Entwicklung dieses Modells lange Zeit nicht berücksichtigt worden. Damit ist dieses Modell aufgrund fehlender Erklärungsansätze immer wieder an seine Grenzen gestoßen.

In der Weiterentwicklung wurden Maßnahmen entwickelt und nach Zeitpunkt, Ziel und Adressat:innen klassifiziert. Verhaltens- und Verhältnisprävention wurden thematisiert, Maßnahmen abgeleitet und zahlreiche Projekte umgesetzt (Hurrelmann, 2014). Die nachfolgend angeführte Klassifizierung lässt auch erkennen, wo Gesundheits- und Krankenpflegepersonen in Ausbildung und Praxis bereits seit Langem mitwirken und welche Bereiche erst im Rahmen der neuen Handlungsfelder in Entwicklung sind.

Tabelle 2: Klassifikation von Prävention (angelehnt an Hurrelmann et al., 2014)

	Primärprävention	Sekundärprävention	Tertiärprävention
Zeitpunkt der Intervention	Vor Eintreten einer Erkrankung	Im Frühstadium einer Erkrankung	Nach Manifestation/Akutbehandlung einer Erkrankung (Chronifizierung)
Ziel der Intervention	Verringerung der Inzidenz von Krankheiten	Eindämmung von Progredienz/Chronifizierung der Erkrankung	Verhinderung von Folgeschäden oder Rückfällen
Adressat:in der Intervention	Gesunde bzw. Personen ohne Symptomatik	Akutpatient:innen/-klient:innen	Patient:innen mit chronischen Erkrankungen und Rehabilitand:innen, Palliativpatient:innen

Wie bereits erwähnt, lag in der historischen Berufsentwicklung der Gesundheits- und Krankenpflege der Fokus auf pflegerischen Interventionen von erkrankten Menschen. Somit wurde schon sehr früh Wissen rund um Prophylaxen, um die Vermeidung von Risikofaktoren bei Erkrankten (z. B. in der Akutversorgung im Rahmen der Sekundärprävention), eingesetzt und generiert. Auch in der Tertiärprävention wurden im Rehabereich oder in der Palliativversorgung präventive Maßnahmen gesetzt. Die professionelle Begleitung und Unterstützung von gesunden Menschen oder auch Menschen mit chronischen Erkrankungen, z. B. an den Orten, wo sie leben und wohnen, wird erst jetzt mit den neuen Handlungsfeldern der Pflege thematisiert.

Der präventive Zugang im Berufsfeld ist für die Vermeidung von Krankheit oder bei Erkrankung von Verschlechterung oder dem Auftreten von Komplikationen sehr bedeutsam. Er fördert jedoch im Berufsfeld auch weiterhin eine sehr pathogenetische Denkweise, da im Fokus nach wie vor die Erkrankung, ausgehend von einem medizinischen Verständnis, steht. Der Weg zu einem salutogenetischen Verständnis, erfordert einen Paradigmenwechsel sowie ein Einlassen auf neue Denkmuster – ein neues Verständnis von Gesundheit und Krankheit.

1.1.2 Gesundheitsförderung – das zugrundeliegende Modell der Salutogenese

Wie bereits thematisiert, zeigte die weitere Auseinandersetzung verschiedenster wissenschaftlicher Disziplinen in den letzten Jahrzehnten immer deutlicher, dass der pathogenetisch geprägte Zugang der Prävention nicht ausreicht, um nachhaltig zur Verbesserung von Gesundheit beizutragen. Es wurde immer klarer, dass Gesundheit mehr ist als nur die Abwesenheit von Krankheit (WHO, 1978).

Gesundheit kann von verschiedensten Faktoren des menschlichen Lebens beeinflusst sein und ist bei Menschen sehr unterschiedlich gestaltet und ausgeprägt. In der Verhaltens- und Verhältnisprävention wird auf dieses erweiterte Verständnis bereits Bezug genommen, die Interventionen sind allein aber nicht geeignet, um vonseiten der Gesundheitsberufe zur Verbesserung der Gesundheitskompetenz beitragen zu können (Hurrelmann et al., 2014). Es zeigte sich, dass auch eine Auseinandersetzung mit der Frage notwendig ist, was eine Person, eine Familie oder auch eine Gemeinschaft benötigt, damit sie beginnt, sich selbst mit diesen individuell unterschiedlichen Faktoren, die die Gesundheit beeinflussen könnten, zu beschäftigen. Dies deckt sich auch mit den beruflichen Erfahrungen der Verfasserinnen. Erst, wenn jemand für sich selbst erkannt hat, was die eigene Gesundheit beeinflusst, können effiziente Maßnahmen gefunden werden, um nachhaltig etwas für die eigene Gesundheit tun zu können. Diese Reflexion, dieses Innehalten und darauffolgende Ableiten von Interventionen zur Verbesserung bedarf bei einer pflegerischen Begleitung der prozesshaften Einbeziehung von Menschen in die eigene Verantwortungsübernahme und auch der Befähigung dazu. Es benötigt einen professionell angeleiteten Kompetenzaufbau, für den die meisten Menschen Unterstützung brauchen, da sie sonst maßlos überfordert wären.

Bei der Auseinandersetzung mit Berufsgruppen im Gesundheitssystem, die diese Unterstützung bieten können, wurde vonseiten der WHO (2000) dem Berufsfeld der Gesundheits- und Krankenpflege eine besondere Bedeutung zugesprochen. DGKP haben im Gesundheits- und Sozialsystem den häufigsten und niederschwelligsten Zugang zu Patient:innen, können so einen kontinuierlichen Kontakt zu Menschen aufbauen und damit eine längerfristige Begleitung gewährleisten.

Der israelisch-amerikanische Medizinsoziologe Aaron Antonovsky (1979) war einer der Wissenschafter, der die Veränderung der Denkmuster in Bezug auf Gesundheit und Krankheit am nachhaltigsten prägte. Durch die Ergebnisse seiner Studien gewann er die Erkenntnis und das Bewusstsein, dass Krankheit keineswegs ein unübliches Ereignis ist, das auf alle Fälle vermieden werden muss, sondern dass sie zum menschlichen Leben gehört. Jeder Mensch befindet sich in einem sogenannten „Gesundheits-Krankheits-Kontinuum", in dem wir uns immer zwischen Missempfinden und Wohlbefinden, d. h. zwischen Krankheit und Gesundheit, bewegen. Darüber hinaus erwies sich das Verständnis als bedeutsam, dass unser Leben nicht unendlich ist und wir alle sterben werden. Aber solange wir noch einen Hauch Leben in uns spüren, sind wir auch in einem gewissen Ausmaß gesund und haben gesunde Anteile (Antonovsky, 1997, S. 23). Antonovsky formulierte schlussendlich einen gemeinsamen Nenner seiner Forschungsergebnisse und nannte ihn „sense of coherence" (SOC), also Kohärenzgefühl. Dieses erwies sich als zentrales Element seines Modells. Dabei muss der Mensch durch den erfolgreichen Einsatz von eigenen Widerstandsressourcen (wie von persönlichen Stärken, dem sozialen Umfeld oder auch von materiellen Ressourcen etc.) lernen, mit Stressfaktoren umzugehen. Ein Mensch soll es schaffen, die Herausforderungen des eigenen Lebens als verstehbar, bewältigbar und sinnhaft zu empfinden (Antonovsky, 1997).

Wenn Menschen diese Haltung, dieses Grundgefühl im Leben im Verständnis eines ausgeprägten Kohärenzgefühls, verinnerlicht haben und sie auch versuchen, es weiterentwickeln, wird es ihnen möglich, längerfristig selbst mit gesundheitlichen Belangen umzugehen. Gesundheits- und Krankenpflegepersonen können sehr viel tun, um dieses Gefühl gegenüber dem eigenen Leben, dieses Bewusstsein der eigenen Widerstandsressourcen sowie der eigenen Handlungsfähigkeit in Bezug auf die Verbesserung der Gesundheit und des subjektiven Wohlbefindens zu stärken. Im Sinne der Förderung der Gesundheit muss jedoch das Bewusstsein da sein, dass diese Entwicklung und Verbesserung des Kohärenzgefühls, ident der Definition der Gesundheitsförderung, ein prozesshaftes Geschehen ist, auf das Menschen sich einlassen müssen. Die Definition von Gesundheitsförderung nach der WHO (1986) lautet folgendermaßen: „Gesundheitsförderung zielt auf einen Prozess ab, allen Menschen ein höheres Maß an Selbstbestimmung über ihre Gesundheit zu ermöglichen und sie damit zur Stärkung ihrer Gesundheit zu befähigen".

Auf der Homepage des Netzwerks für Familien- und Patientenedukation (2024) wird bereits die Verknüpfung dieser Grundhaltungen des salutogenetischen Verständnisses mit den Methoden der Familien- und Patientenedukation dargestellt und die Bedeutung dessen im Rahmen der Gesundheitsförderung für die Entwicklung von Gesundheitskompetenz aufgezeigt. Es müssen diese Zusammenhänge verstanden werden, damit Studierende in der Lage sein können, die Methoden der Familien- und Patientenedukation gezielt und professionell einzusetzen und damit auch zur Prozessbegleitung im Sinne der Gesundheitsförderung, zur Generierung von Gesundheitskompetenz, beizutragen. Besonders die vertiefte Erkenntnis hinsichtlich der Grundhaltungen des Kohärenzgefühls ist bedeutsam, um dieses Verständnis generieren zu können.

1.1.2.1 Stärkung des Kohärenzgefühls – Grundhaltung des Gefühls der Verstehbarkeit

Die Grundhaltung der Verstehbarkeit beinhaltet das Gefühl, Herausforderungen im Leben verstehen und Zusammenhänge erkennen zu können. Dies geschieht vordergründig durch die Aneignung von Wissen. Aber vor allem geht es auch darum, sich selbst mit allen intrinsischen und extrinsischen beeinflussenden Faktoren immer besser verstehen zu können.

Auf der Homepage des Netzwerkes für Familien- und Patientenedukation (2024) wird darauf hingewiesen, dass es entscheidend für die Verbesserung der Grundhaltung ist, ob Menschen das Geschehene und Erklärungen rund um herausfordernde Ereignisse (wie Erkrankungen, Beeinträchtigungen, gesundheitsgefährdende Verhaltensmuster etc.) als strukturiert, klar informiert, übereinstimmend und zusammenhängend erleben. Denn nur so wird es ihnen ermöglicht, das Erlebte in ihre kognitive Welt einzuordnen. Basis dafür können entsprechend wissenschaftlich fundierte und praxisrelevant aufbereitete Informationen sein. In Kapitel 2 in diesem Teil wird vertiefend darauf eingegangen. Optionen zur Alltagsbewältigung können durch Schulungen und Beratungsgespräche erarbeitet werden. Auf Schulung (Kapitel 3) und Beratung (Kapitel 4) wird ebenso noch vertiefend eingegangen und aufgezeigt, welche Aspekte und Kriterien der Qualitätssicherung nach aktuellem Wissensstand bei der Umsetzung beachtet werden sollen. Faktum ist, dass der Mensch, wenn er Herausforderungen in gesundheitlichen Belangen erlebt, das, was er tun muss, und das, was den gesundheitlichen Herausforderungen zugrunde liegt, auch verstehen muss. Dies ist ein erster notwendiger Schritt, um eine eigene Motivation zu entwickeln. Intrinsische Motivation unterstützt dabei, die als hilfreich erkannten Maßnahmen oder Empfehlungen und Therapieschemata auch umzusetzen. Entscheidend bei der Unterstützung dieser Grundhaltung ist auch die Erfassung der eigenen Ressourcen und Bewältigungsstrategien. In einem individuellen Bewältigungsprozess, der auch meist einen Veränderungsprozess mit sich bringt, gilt es, sich selbst, die eigenen Gefühle und Reaktionen wahrnehmen und verstehen zu lernen. Gerade in Zusammenhang mit den Auswirkungen von Erkrankungen, mit Folgen von Unfällen oder sonstigen gesundheitlichen Beeinträchtigungen sind die eigenen Reaktionen aufgrund der Ängste und Sorgen, Überforderung oder sonstiger Gefühlssituationen oft auch für einen selbst überraschend, nicht bekannt oder vertraut und müssen erst einmal eingeordnet und verstanden werden. Es gilt, sich selbst verstehen zu lernen – warum man gerade reagiert, wie man reagiert – und diese Reaktion zu deuten. Wenn die Bedeutungen dieser momentanen Reaktionen, denen Copingstrategien zugrunde liegen, verstanden werden, können so wertvolle Ressourcen und auch Belastungen erkannt werden. Ein wichtiger Prozess des Verstehens und damit der Bewältigung kann beginnen. In dieser Ausnahmesituation ist es neben anderen Berufsgruppen vor allem auch die Aufgabe von Gesundheits- und Krankenpflegepersonen, professionelle Unterstützung und Prozessbegleitung anzubieten. Auch das Gefühl der Handhabbarkeit bzw. Bewältigbarkeit der Situation gilt es zu fördern.

1.1.2.2 Stärkung des Kohärenzgefühls – Grundhaltung des Gefühls der Bewältigbarkeit

Dieses Gefühl beschreibt die prozesshafte Stärkung der Gewissheit, über ausreichend Widerstandsressourcen zu verfügen, um Herausforderungen bewältigen zu können. Das Bewusstsein, Anforderungen und schwierigen Situationen gerecht werden zu können, bestärkt das Gefühl, immer und überall handlungsfähig zu sein; zu handeln, um autonom, selbstbestimmt, im eigenen Tempo und der eigenen Intensität die Ziele auf dem Weg zur Verbesserung der eigenen Gesundheit zu erreichen.

Um Widerstandsressourcen umfassend ins Bewusstsein zu rufen, müssen bereits getätigte Erfahrungen und Persönlichkeitsmerkmale (sogenannte intrinsische Ressourcen) sowie Möglichkeiten der Betroffenen, wie z. B. finanzielle Mittel oder auch ein soziales Netzwerk (sogenannte extrinsische Widerstandsressourcen), für die Unterstützung bei der Stärkung der Handlungsfähigkeit berücksichtigt werden. Auch die Aneignung von meist komplexen Fertigkeiten und Wissen, z. B. die Durchführung von Insulininjektionen bei Diabetes mellitus, kann als Widerstandsressource gesehen werden und muss in Schulungssequenzen entsprechend aufbereitet werden. Wissenszuwachs kann durch qualitätsgesicherte Informationsgespräche generiert werden. Damit kann er der Stärkung der partnerschaftlichen Entscheidungsfähigkeit im Rahmen von Bewältigungsprozessen dienen. Das Gefühl, etwas bewältigen zu können, stärkt auch das Gefühl, dass etwas Sinn macht. Es macht Sinn, wenn verstanden wurde, dass all das, was von den Gesundheitsberufen gesagt wurde, auch wirklich von mir umgesetzt werden kann. Es macht Sinn, wenn ich weiß, wie ich es aus eigener Kraft schaffen kann und wozu ich es mache. Auch damit steigt die intrinsische Motivation und die Adhärenz gegenüber dem Therapieschema. Auch das Gefühl der Sinnhaftigkeit und Bedeutsamkeit steigt.

1.1.2.3 Stärkung des Kohärenzgefühls – Grundhaltung des Gefühls der Sinnhaftigkeit/Bedeutsamkeit

Verstehen und durchführen können reichen aber oft allein nicht aus, um entscheidende Schritte zur Optimierung des eigenen Gesundungsprozesses zu setzen. Das Gefühl, dass Einsatz und Mühe sich auch lohnen, sollte erzeugt werden, die Sinnhaftigkeit, die Bedeutung hinter den Interventionen muss erkannt werden. Die Erfahrung, dass das eigene Handeln die Situation auch wirklich beeinflusst, wirkt dabei stärkend und erhöht die Bedeutsamkeit. Die betroffenen Menschen müssen selbst beginnen, an ihrem individuellen Prozess aktiv mitzuwirken.

Im pflegerischen Kontext muss deswegen die Beteiligung und aktive Mitwirkung der betroffenen Menschen an allen Prozessschritten des Pflegeprozesses, mit Anamnese, Assessment, Diagnostik, Planung und Durchführung/Implementierung sowie Evaluierung, gegeben sein. Edukative Interventionen wie Information, Schulung und Beratung sind wichtige Voraussetzungen zur Erreichung eines positiven Patientenoutcomes im Pflegeprozess. Im Rahmen dieser Interventionen kann eine Verknüpfung mit den neuen Erfahrungen, mit der Selbstkonzeption und den eigenen Grundhaltungen (wie z. B. ethischen Überzeugungen, religiösen Werten, Glaubenssätzen, kulturellen Orientierungen etc.) vor sich gehen. Erkenntnisse hinsichtlich hinderlicher Faktoren für die Bewältigung können gewonnen werden. Eigene Wertvorstellungen können wieder neu eingeordnet werden, neue Sinnzusammenhänge der eigenen Lebenswelt erfasst und analysiert werden.

Grundsätzlich geht es bei der Bewältigung von Herausforderungen jeglicher Art um einen Lernprozess. Lernen kann auch im Verständnis des hermeneutischen Zirkels als Prozess gesehen werden, in dem ein Mensch sich kontinuierlich neues Wissen aneignet und Erkenntnisse sowie neue Fertigkeiten erwirbt und/oder bereits vorhandenes Wissen, Erkenntnisse und verfügbare Fertigkeiten adaptiert und ins eigene Leben bzw. in den eigenen Bewältigungsprozess übernimmt. Methoden der Familien- und Patientenedukation sind dabei in der Gesundheits- und Krankenpflege wertvolle Interventionen zur professionellen Unterstützung von Menschen in herausfordernden Situationen jeglicher Art. Der Kompetenzaufbau hinsichtlich dieser Methoden muss deswegen in den Ausbildungen für die Gesundheits- und Krankenpflege weiter fokussiert und kontinuierlich optimiert werden.

Interventionen im Rahmen der Familien- und Patientenedukation bestehen grundsätzlich aus drei bzw. vier Methoden, auf die nachfolgend eingegangen wird. Das Netzwerk für Patienten- und Familienedukation setzt sich bereits seit Jahren mit der Weiterentwicklung dieser Thematik auseinander. Schieron, Büker und Zegelin (2021) veröffentlichten dazu auch ein Buch mit dem Titel *Patientenedukation und Familienedukation in der Pflege*. Die nachfolgenden Kapitel dienen der Informationsvermittlung (Kapitel 2) sowie Schulung und Anleitung (Kapitel 3) und orientieren sich an diesen Ausführungen, jedoch werden auch kontinuierlich eigene Erkenntnisse durch Lehre und Forschung der Verfasserinnen einbezogen. Dies bezieht sich insbesondere auf die dritte Methode der Familien- und Patientenedukation, die Beratung (Kapitel 4). Hier wurden vor allem aus Disziplinen wie der Psychologie einige Konzepte pflegerisch aufbereitet, die in der Anwendung auf ihre Praxistauglichkeit überprüft werden müssen. Die vierte Methode, die Moderation, wird in den nachfolgenden Ausführungen nicht als eigene Methode aufgezeigt. Sie findet sich jedoch im Verständnis der Beratungskonzepte von Motivational Interviewing (Kapitel 4.1) und dem 15-Minute-Family-Interview wieder. Eine Darstellung des 15-Minute-Family-Interview findet sich im Download unter dem folgenden QR-Code.

Zunächst wird nun auf die Methode der Informationsvermittlung in der Familien- und Patientenedukation eingegangen, die in der Praxis am häufigsten durchgeführt wird. Hier geht es vor allem um die qualitätsgesicherte Vermittlung von Wissen.

2 Methode der Informationsvermittlung

Büker (2021a, S. 79) erläutert in ihrer bereits erwähnten Publikation den Begriff „Information" folgendermaßen: „Information bedeutet die Bereitstellung und Vermittlung von Daten, Fakten, Wissen und Kenntnissen."

Der Anlass für Informationsvermittlung ist ein Wissensdefizit einer Person. Deswegen ist auch ein klares Ziel vorgegeben. Das Ziel muss es sein, diese Lücke zu schließen, das Wissen zu erweitern und einen kognitiven Verarbeitungsprozess anzuregen. Damit werden persönliche Handlungsvoraussetzungen verbessert und eine gewisse Handlungssicherheit kann hergestellt werden. (Büker 2021b, S. 79, zitiert nach Sunder & Segmüller, 2017, Müller-Mundt et al., 2000)

Informationsvermittlung kann auf vielfältige Weise erfolgen, mündlich, schriftlich, face-to-face, telefonisch, im Internet, durch eine Broschüre, ein Buch, einen Film oder auch ein Poster. Der Anlass zur Informationsvermittlung muss jedoch immer ein Wissensdefizit sein und die Vermittlung unterliegt Qualitätssicherungskriterien, auf die nachfolgend eingegangen wird.

2.1 Theoretische Grundlagen der Wissensvermittlung

Informationen müssen zur Vermittlung entsprechend aufbereitet werden. Bei jeder Art von Informationsvermittlung sollte aktuelles, wissenschaftlich fundiertes, sogenanntes evidenzbasiertes Wissen vermittelt werden. Bei der Fülle an Wissen, welche in unserer jetzigen Zeit existiert, benötigt die Gesundheits- und Krankenpflegeperson eine sehr hohe Kompetenz im Wissensmanagement. Es gilt, die Qualität von Wissen überprüfen zu können. Diese Kompetenz muss auch in der Bewertung von Studien sowie ihrer Ergebnisse gegeben sein. Die Informationen müssen darüber hinaus auch an die jeweilige Sprache, das Bildungsniveau und den Bewusstseins- und Gemütszustand der Individuen, Familien und Gemeinschaften, die informiert werden sollen, angepasst werden. Die Informationen müssen verständlich, in einfacher und leichter Sprache formuliert sein, gegliedert und geordnet, kurz und prägnant, mit zusätzlicher Stimulanz aufbereitet, wie es im Hamburger Verständlichkeitskonzept von Büker (2021, S. 88) beschrieben wird.

Bevor jedoch auf den gesamten Ablauf eines Informationsvermittlungsgespräches mit den jeweiligen Qualitätssicherungskriterien eingegangen wird, werden die Aufbereitung von Informationsmaterialien und deren Qualitätskriterien als wichtige unterstützende Maßnahme bei der Vermittlung von Wissen thematisiert.

2.2 Aufbereitung von Informationsmaterialien

Nicht nur die qualitätsgesicherte Vermittlung von Wissen ist relevant, auch die Aufbereitung von Informationsmaterialien ist vor allem als Unterstützung und zur verbesserten Nachhaltigkeit von größter Bedeutung. Auch hier muss auf Qualitätskriterien geachtet werden. Diese sind in der sogenannten „Wittener Liste zur Broschürenbewertung" auf der Homepage des Netzwerks für Familien- und Patientenedukation nachlesbar. Die Kriterien lauten wie folgt:

1. Sind Zielgruppe und Ziel angegeben?
2. Ist ein Alltagsbezug vorhanden? Hat die Information eine Relevanz?
3. Dient die Information zur positiven Bewältigung? Wird die Zielgruppe persönlich angesprochen?
4. Sind Umfang und Schriftgröße passend?
5. Ist der Text verständlich geschrieben?
6. Sind das Layout, die Überschriften, die Abbildungen und die Gliederung passend?
7. Ist aktuelles, evidenzbasiertes Wissen angeführt? Ist die Literatur unterstützend? Sind Quellen angegeben? Ist das Datum der Erstellung angegeben?
8. Gibt es Hinweise auf die Autor:innen/auf die Finanzierung? Sind Adressen angegeben?
9. Ist Vollständigkeit gegeben? (Netzwerk für Familien- und Patientenedukation, 2024b)

Eine Broschüre oder ein Folder kann dazu dienen, dass Informationen nachgelesen werden können, und kann für die Auffindung relevanter weiterer Quellen genutzt werden. Eine Broschüre kann nach einem Informationsgespräch mitgegeben oder auch zum Nachlesen an entsprechenden Orten (wie auf der Station oder in einer ärztlichen Praxis) aufgelegt werden. Sie kann auch bei jedem Informationsgespräch unterstützend verwendet und zur besseren Nachhaltigkeit auch mitgegeben werden.

2.3 Ablauf eines qualitätsgesicherten Informationsgespräches

Am Beginn eines Informationsgespräches ist, wie bei jeder Methode der Familien- und Patientenedukation, der Beziehungsaufbau von großer Bedeutung. Es muss Vertrauen gegeben sein, eine entsprechende Umgebung des Wohlfühlens geschaffen werden, damit Inhalte gut aufgenommen werden können. Auch die Einhaltung von Umgangsformen (siehe Kapitel 4.2.1.2) ist von größter Bedeutung.

Die Einstellung zur Thematik, die vermittelt werden soll, die Bedeutung für die Betroffenen, aber auch generell die Bereitschaft und Offenheit sowie die Aufnahmefähigkeit gegenüber den zu vermittelnden Inhalten muss von der Gesundheits- und Krankenpflegeperson erfasst werden. Zeigt sich, dass hinderliche Faktoren wie z. B. Ängste oder Zweifel während einer Informationsvermittlung gegeben sind, können die Inhalte in der Vermittlung gegebenenfalls noch angepasst werden. Es kann auch sein, dass ein Informationsgespräch nicht angebracht ist, da die Emotionen zu stark sind, dann muss auf eine andere Methode gewechselt und ein Beratungsgespräch durchgeführt werden. Besonders Emotionen müssen zuerst in den Mittelpunkt des Verstehens und der Bewältigung gerückt werden. Diese behindern ansonsten jegliche kognitive Fähigkeit, Inhalte aufzunehmen.

Vor der eigentlichen Vermittlung von Wissen hat das **Erfassen des Vorwissens** im Zusammenhang mit der Thematik des Informationsgespräches höchste Relevanz. Dabei ist es wichtig, keinesfalls das Gefühl zu vermitteln, dass dieses Erfassen des Vorwissens ein Abprüfen des Wissensstandes ist! Es soll als wertschätzender Aspekt vermittelt werden, im Zuge dessen die zu informierende Person die Gelegenheit bekommt, über das zu sprechen, was bereits über die Thematik bekannt ist. Damit wird ermöglicht, dass das vorhandene Wissen bekannt wird. Bei sehr viel bereits vorhandenem Wissen kann Bestätigung und Würdigung ausgesprochen und damit die Person gestärkt werden. Die Pflegeperson hat aber auch die Möglichkeit, zu erfahren, ob das vorhandene Wissen korrekt ist oder gegebenenfalls noch optimiert werden muss. Sie kann dann auch besser einschätzen, worüber sie noch gezielt informieren soll. Damit kann Zeit gespart und die Effizienz das Gesprächs erhöht werden, da nur die Inhalte vermittelt werden müssen, die vonnöten sowie für die Person von Interesse sind.

Die **Aufbereitung der Inhalte** muss **verständlich und nachvollziehbar, zielgruppengerecht sowie sachrichtig und evidenzbasiert** sein. Das bedeutet auch, dass die Pflegeperson selbst ein umfangreiches, reflektiertes, wissenschaftlich fundiertes sowie aktuelles Wissen zur Thematik besitzen muss, bevor sie das Informationsgespräch führen kann.

Wichtig beim gesamten Informationsgespräch ist es, dass **immer wieder Raum und Zeit für Fragen** bleiben. Das Anliegen der zu informierenden Personen muss immer das zentrale Thema sein und ernst genommen werden, auch wenn es möglicherweise vom eigentlichen Thema ablenkt. Oft ist es sinnvoll, ein weiteres Informationsgespräch auszumachen, wenn noch eine weitere Aufbereitung von Inhalten notwendig ist oder das Thema zu umfangreich war. Durch Zeit für offene Fragen kann alles geklärt werden, das noch bedeutsam und von Interesse ist und möglicherweise Unsicherheiten und Ängste erzeugt.

Eine **Abschlussevaluierung** ist zentral. Ein Informationsgespräch hat ein klar definiertes Ziel: Es sollen Informationen vermittelt werden und diese sollen **aufgenommen** und **verstanden** werden. Das Wissen, das vermittelt wird, soll auch ankommen. Deswegen ist es wichtig, dass erfasst wird, wie viel Wissen aufgenommen werden konnte. Dieser in der Praxis leider kaum umgesetzte Qualitätsschritt ist unverzichtbar. Auch können somit noch offen gebliebene Unsicherheiten oder Fragen geklärt und Unklarheiten beseitigt werden. Bei dieser Art der Evaluierung wird auch häufig von der sogenannten **Teach-Back-Methode** gesprochen. Dabei wird die Person gebeten, die gegebenen Informationen mit eigenen Worten wiederzugeben. Wieder ist dabei natürlich wichtig, dass die Person nicht das Gefühl hat, geprüft zu werden, sondern dass die Wiedergabe in Zusammenhang mit der Optimierung und Qualität der Informationsvermittlung gesehen werden soll. Diese Evaluierung und Ergebnissicherung kann auch während des Gesprächs immer wieder eingebaut werden. Sie dient auch dem **Feedback** und kann zur kontinuierlichen Weiterentwicklung der Gesundheits- und Krankenpflegeperson hinsichtlich der Qualität der Informationsvermittlung dienen. Nachfolgend zeigt Tabelle 3 die Qualitätskriterien in der Form, die die Studierenden im Rahmen des Debriefing in der Beobachterrolle (siehe Kapitel 6.6) verwenden.

Tabelle 3: Qualitätssicherungskriterien bei der Durchführung einer Informationsvermittlung

Qualitätskriterien	Was ist gut gelungen?	Was kann noch optimiert werden?
Beziehungsaufbau: Vorstellung/Umgangsformen - Wie wurde der Vertrauens-/Beziehungsaufbau hergestellt? - Wie hat sich die DGKP vorgestellt? - Wurde Blickkontakt gehalten?		
Einstellung der Patientin erfasst und berücksichtigt (z. B. Wichtigkeit und Bereitschaft) - Wie wurde die aktuelle Situation erfasst? Wurden die Bedürfnisse erfasst? - Wurde verständlich, welche Bedeutung diese Informationsvermittlung für die betreffende(n) Person(en) hat?		
Vorwissen - Wurde das Vorwissen abgefragt und im weiteren Gespräch berücksichtigt?		
Informationsweitergabe War die Informationsweitergabe - verständlich, - nachvollziehbar, - sachrichtig, - zielgruppengerecht, - evidenzbasiert?		
Anliegen, offene Fragen - Wurde Raum für persönliche Anliegen gegeben? - Wurde gezielt nachgefragt und auch ausreichend Zeit für die Klärung von Anliegen gegeben?		
Evaluierung - Wurde die Zielerreichung überprüft? - Wurde die Ergebnissicherung durchgeführt, indem die betroffenen Personen alles noch einmal wiederholt haben?		
Feedback einholen - Wurde ein persönliches Feedback eingeholt und auch gegeben?		

In den nachfolgenden Ausführungen wird auf die nächste Methode der Familien- und Patientenedukation eingegangen, die Methode der Schulung und Anleitung.

3 Methode der Schulung und Anleitung

Unter Schulung und Anleitung verstehen Hummel-Gaatz und Doll (2007) einen zielgerichteten und in Schritten geplanten Prozess, um betroffene Menschen mit Wissen und Fertigkeiten vertraut zu machen. Der betroffene Mensch stellt sein Alltagswissen, die Pflegeperson das Fachwissen zur Verfügung, um Fertigkeiten zu erlernen, die im Alltag durchgeführt werden sollen.

Häufig müssen bei gesundheitlichen Herausforderungen manuelle Techniken erlernt werden. Bei Diabetes mellitus z. B. geht es um das Erlernen der Blutzuckermessung oder bei Hypertonie um die Kontrolle des Blutdrucks. Dies ist bedeutsam, um sich selbst beobachten und so auch den Erfolg einer Medikamenteneinnahme kontrollieren zu können. Idealerweise sollten die von gesundheitlichen Herausforderungen betroffenen Menschen eine Vielzahl an Methoden und Techniken beherrschen oder auch verschiedene Geräte anwenden können, um sie in der entsprechenden Situation (z. B. bei einem Asthmaanfall) gezielt einsetzen zu können. Generell zeigen sich für Schulungsanlässe alle chronischen Gesundheitsbeeinträchtigungen relevant. Aber auch gesunde Menschen müssen in der Verwendung von Apps für gesundheitsfördernde Aktivitäten geschult und angeleitet werden, damit sie effizient eingesetzt werden können.

Schulungen finden dabei in unterschiedlichen Konstellationen statt. Sie können mit Einzelpersonen, aber auch in Gruppen, in welche auch Angehörige einbezogen werden, oder in diagnosebezogenen Gruppen durchgeführt werden. Im Rahmen der Simulation mit den Studierenden kommen aufgrund der Rahmenbedingungen Einzelschulungen und/oder vor allem auch Mikroschulungen, gegebenenfalls auch mit den Angehörigen, zum Einsatz. Dazu muss eine Fundierung hinsichtlich der theoretischen Grundlagen zur Thematik Schulung gegeben sein.

3.1 Theoretische Grundlagen von Schulung und Anleitung

Der Schulungsprozess an sich wird nach Büker (2021c, S. 129–130) in die Einschätzung des Schulungsbedarfs, die Zielvereinbarung und die Durchführung der Schulung sowie die Erfolgsüberprüfung eingeteilt. Dieser Prozess darf nicht als starres Konstrukt verstanden werden, sondern muss individuell angepasst werden. Dabei ist auch die Gestaltung des Lernklimas von großer Bedeutung. Die lernende Person oder auch deren Angehörige müssen aktiv in die Schulungseinheiten miteinbezogen werden. Eine Verknüpfung der Lerninhalte mit dem vorhandenen Wissen muss gegeben sein. Es muss auch darauf geachtet werden, dass der praxisrelevante, alltagstaugliche Anwendungsbezug zur Lebenswelt der lernenden Personen gewährleistet ist. Das bedeutet auch, dass individuelle Lebenssituationen, Bedürfnisse und persönliche Probleme berücksichtigt werden müssen. Das Tempo des Erlernens der Inhalte muss selbstbestimmt geschehen dürfen. Jede Person hat ein eigenes Tempo, jeder Mensch lernt anders. Darauf muss auch die Strukturierung der Lerninhalte angepasst sein. Die lehrende Person muss eine motivierende Haltung einnehmen, Wertschätzung und Anerkennung aussprechen und durch interessante und kleinteilige Gestaltung der Lerneinheiten die Lernziele realistisch und erreichbar machen. Feedback an die lernende Person ist ein wichtiges Instrument, das motivierend eingesetzt werden soll.

Schulungen werden in Einzel- und Gruppenschulungen, aber auch komplexere Schulungen sowie Mikroschulungen unterschieden. Mikroschulungen sind unter den Einzelschulungen eine ideale Form, die in jedem Setting umgesetzt werden kann. Sie haben durch die kurzen, kleinen Einheiten die Vorteile der individuellen Ausrichtung, der gezielten Berücksichtigung von vorhandenen Erfahrungen und Fähigkeiten sowie der Alltagsorientierung, die gezielt wahrgenommen werden kann. Innerhalb dieser kleinen Einheiten, die sich im Normalfall öfters wiederholen, kann die Selbstständigkeit und Selbstbestimmung besonders gut gefördert werden. Mikroschulungen können aufgrund des geringen Zeitaufwands flexibel hinsichtlich Einsatzort und Zeit eingesetzt werden (Büker, 2021c, S. 130).

Neben Mikroschulungen für einzelne Sequenzen sind komplexere Schulungsprogramme, z. B. für die gesamte Unterstützung bei der Bewältigung von chronischen Erkrankungen, von Bedeutung. Vor allem für die Bewältigung der Auswirkungen rund um die Erkrankung Diabetes mellitus werden bereits qualitativ hochwertige, komplexe Schulungsprogramme angeboten. Das Ziel dieser komplexen Schulungen ist es, die Menschen zu befähigen und dabei zu unterstützen, ihre Erkrankung verstehen zu lernen, um alle mit dieser Erkrankung verbundenen Konsequenzen in einem längerfristigen Prozess bewältigen zu können. Hier werden alle Methoden der Edukation, Informationsvermittlung, Schulung und Anleitung sowie Beratung gezielt und bedarfsorientiert eingesetzt. Einerseits werden im Rahmen der Informationsvermittlung gezielt Informationen bezüglich der Erkrankung und ihrer Therapiemöglichkeiten nach erfolgter ärztlicher Aufklärung gegeben. Andererseits geht es aber auch darum, z. B. den Umgang mit dem Blutzuckergerät oder der Verabreichung von Insulineinheiten zu erlernen. Themen wie Lifestyle-Modifikation in Bezug auf Ernährung und Bewegung können angesprochen und die Bewältigung individueller Herausforderungen in einem gemeinsamen Beratungsprozess begleitet werden. Die betroffenen Menschen lernen auf diese Weise, im Idealfall unter Einbezug ihrer Familien und/oder Bezugspersonen, die Erkrankung, die gesundheitlichen Herausforderungen und/oder Beeinträchtigungen und deren Auswirkungen sowie die Möglichkeiten der Bewältigung zu verstehen. Das Gefühl soll gestärkt werden, dass alles, was im Umgang mit der Erkrankung und mit den gesundheitlichen Herausforderungen oder Beeinträchtigungen erforderlich ist, bewältigbar und ins Leben integrierbar ist (siehe Kapitel 1.1.2.2).

In den Simulationstrainings mit den Studierenden werden vor allem Mikroschulungen durchgeführt. Aufgrund des zeitlich begrenzten Rahmens erweist sich diese Methode als am zielführendsten. Auch nach den Ausführungen auf der Homepage des Netzwerks für Patienten- und Familienedukation in der Pflege e. V. (2025) und von Segmüller (2017) erweisen sich Mikroschulungen für die Vermittlung einzelner Sequenzen als geeignet. Wenn z. B. nach einer Entlassung aus dem Krankenhaus ein betroffener Mensch das Setzen einer Injektion selbst erlernen oder im Umgang mit Dosieraerosolen geschult werden muss, sind Mikroschulungen das bestmöglich geeignete Instrument, um diese Kompetenz zu erwerben. Menschen können so befähigt werden, schlussendlich selbst die erforderlichen Maßnahmen zuhause zu übernehmen. Mikroschulungen können mit diesen Themenbereichen auch im Rahmen eines Simulationstrainings durchgeführt werden. Damit können Studierende der Gesundheits- und Krankenpflege diese Kompetenzen sehr praxisnah mit Schauspielpatient:innen erwerben. Nachfolgend wird deswegen explizit auf den Ablauf einer solchen Mikroschulung eingegangen, die Inhalte sind an Büker (2021d, S.130) angelehnt und mit eigenen Erkenntnissen kombiniert.

3.2 Ablauf einer qualitätsgesicherten Schulungssequenz – Mikroschulung

Auch am Beginn einer Mikroschulung ist der **Beziehungsaufbau** von wesentlicher Bedeutung. Wenn dieser gelungen ist, wird vor allem auch durch das gewonnene Vertrauen eine Aufnahme von Inhalten und ein offenes Einlassen auf die Thematik häufig erst möglich. Umgangsformen sind auch bei dieser Methode von wesentlicher Bedeutung. Im weiteren Verlauf muss hier ebenso das **Vorwissen** in Bezug auf die zu vermittelnden Fähigkeiten erfasst sowie die **Haltung** und **Einstellung** erkannt und eingeschätzt werden. Es muss die Möglichkeit gegeben werden, vorhandene Fertigkeiten und Fähigkeiten zu demonstrieren, damit eine Stärkung bereits bestehender Kompetenzen durchgeführt werden kann. Die Schulung muss dann nur mehr dort ansetzen, wo noch ergänzender oder korrigierender Bedarf besteht. Auch falls noch keine Fertigkeiten erworben werden konnten, macht es Sinn, die zu schulende Person einmal selbst ausprobieren zu lassen, um dann langsam alle Schritte gemeinsam durchzugehen. Eine gemeinsame Zielplanung ist dabei ein sehr wesentliches Element. Dabei sind Feinziele und Grobziele, auch als Nah- und Fernziele bekannt, zu definieren. Zuerst sollen die Personen in kurzer Zeit erreichbare Ziele erhalten, um die Motivation zu fördern. Weiters sollen sie auch Fernziele erhalten, um eine Vision zu haben und das große Ganze nicht aus dem Blick zu verlieren.

Bei der Durchführung der Mikroschulung/Schulung ist die Vorarbeit der Gesundheits- und Krankenpflegeperson von großer Bedeutung. Es ist wichtig, dass die Pflegeperson sich schon im Vorfeld überlegt hat, welche Materialien und welches Anschauungsmaterial benötigt werden. Während der Demonstration der Technik sollte die gesamte Aufmerksamkeit dem Schulungsablauf gelten und dieser soll nicht von der Organisation fehlender Materialien unterbrochen werden müssen. In den Schulungseinheiten ist je nach Zielsetzung in der jeweiligen kurzen Session auch Übungszeit berücksichtigt. Für Nachhaltigkeit und zur Nachschau wird ebenso Informationsmaterial ausgehändigt.

Die Schulung muss verständlich, die einzelnen Schritte sollen nachvollziehbar, sachrichtig und zielgruppengerecht sein. Auch auf Evidenzbasierung müssen die Inhalte überprüft werden. Selbst bei einer Mikroschulung ist es wichtig, dass Raum und Zeit bleibt für Fragen, für notwendig gewordene Wiederholungen, aber auch, um Unsicherheiten und Ängste in Bezug auf die Durchführung zu minimieren.

Die Ergebnissicherung ist auch hier ein wesentlicher Schritt, um die Mikroschulung abzuschließen. Die zu schulende Person muss die Gelegenheit bekommen, die Durchführung der Fertigkeit mit dem zugehörigen erworbenen Wissen noch einmal zu demonstrieren, damit mit der Evaluierung der Ziele die nächsten notwendigen Schritte gemeinsam geplant werden können. Auch hier ist ein Feedback an die zu schulende Person, aber auch ein Feedback von der schulenden Person an die Pflegeperson ein wichtiges Instrument für einen weiterführenden gegenseitigen Optimierungsprozess. Nachfolgend werden auch für diese Methode die Qualitätskriterien im Rahmen des Simulationstrainings aufgezeigt, welche im Debriefing von den Beobachter:innen verwendet werden (siehe Kapitel 5.3).

Tabelle 4: Qualitätssicherungskriterien bei der Durchführung einer Mikroschulung

Qualitätskriterien	Was ist gut gelungen?	Was kann noch optimiert werden?
Beziehungsaufbau: Vorstellen/Umgangsformen - Wie wurden diese eingehalten? - Wie hat sich die DGKP vorgestellt? - Wurde Blickkontakt gehalten? - Wie wurde der Vertrauens-/Beziehungsaufbau hergestellt?		
- **Einstellung der Patientin** erfassen und berücksichtigen (z. B. Wichtigkeit und Bereitschaft für die Schulung erkennen) - Wie wurde die aktuelle Situation erfasst? Wurden die Bedürfnisse erfasst? - Wurde verständlich, welche Bedeutung das Schulungsthema für die betreffende Person hat?		
Vorwissen/vorhandene Fähigkeiten berücksichtigen - Wurden die vorhandenen Fähigkeiten berücksichtigt? - Wurde der zu schulenden Person die Möglichkeit gegeben, vorzuzeigen, welche Fähigkeiten in der Umsetzung der Schulung bereits gegeben sind?		
Zielplanung - Wurden gemeinsame Lernziele (Nah- und Fernziele) vereinbart?		
Vorbereitung und Durchführung der Schulung - Wurden alle Materialien und Anschauungsmaterial umfassend vorbereitet? - Wurde Anschauungsmaterial vorgestellt und die Technik demonstriert? - Wurden Übungen durchgeführt? - Wurde Infomaterial ausgehändigt? Waren die Inhalte der Schulung - verständlich, - nachvollziehbar, - fachlich korrekt, - zielgruppengerecht, - evidenzbasiert?		
Raum geben für Anliegen, offene Fragen - Wurde immer wieder nachgefragt und dann auch Zeit gegeben, um offene Fragen zu beantworten und eigene Anliegen einbringen zu können?		

Qualitätskriterien	Was ist gut gelungen?	Was kann noch optimiert werden?
Ergebnissicherung - Haben die Personen, bei denen die Schulung durchgeführt wurde, den Schulungsinhalt noch einmal selbst vorzeigen können?		
Abschließendes Feedback - Wurde vonseiten der DGKP und auch vonseiten der zu schulenden Person ein Feedback gegeben bzw. eingeholt?		

Die Schulung ist in all ihren Ausführungen eine sehr bedeutsame Methode für die Befähigung von Menschen, selbst die Herausforderungen rund um eine Erkrankung bewältigen zu können. Die Durchführung kann im Simulationstraining geübt und optimiert werden.

Auch die Beratung ist eine Methode, deren praxisnahe Umsetzung im Simulationstraining geübt werden kann, sodass Kompetenzen erworben werden. Es zeigte sich bei den Simulationstrainings, dass der Einsatz dieser Methode bei fast jeder Fallsituation notwendig ist. Menschen, die herausfordernde Situationen erleben, stehen Überforderungen und Ängste durch, reagieren jedoch je nach Persönlichkeitstyp unterschiedlich. Die Begleitung bei der Bewältigung jeglicher emotionaler Reaktionen oder Entscheidungskonflikte ist eine wichtige Aufgabe von Gesundheits- und Krankenpflegepersonen und ein Auftrag im Sinne der Kernkompetenzen (§ 14 GuKG). Diese Auseinandersetzung mit Emotionen und Belastungen, dieses Ernstnehmen und Einlassen, ist häufig eine wichtige Voraussetzung, um für Informationen und Schulungen überhaupt offen zu werden. Nachfolgend wird darum vertiefend auf die Methode der Beratung eingegangen.

4 Methode der Beratung

Beratung zeigt sich im pflegerischen Kontext als eine Methode, die ausgehend von wissenschaftlich fundierten Gesprächskonzepten aus anderen Disziplinen (wie z. B. der Psychologie) aufbereitet wird. Das Erkennen des Anlasses für den Einsatz von Beratung in einer Fallsituation bzw. im realen Leben, die zugrundeliegende Haltung als beratende Person und die prozesshafte Umsetzung einer Beratung bedürfen einer vertiefenden Auseinandersetzung. Die Qualität einer Beratung hängt von vielen Faktoren ab und benötigt einen kontinuierlichen Optimierungsprozess hinsichtlich der Umsetzung. Im beruflichen Alltag der Gesundheits- und Krankenpflege wird nach Erfahrung der Verfasserinnen sehr häufig der Begriff „Beratung" für alle drei Methoden der Familien- und Patientenedukation verwendet. Besonders aber jede Informationsvermittlung wird als „Beratung" bezeichnet. Es entscheidet jedoch der Anlass/die Reaktion, die ein Mensch oder eine Familie zeigt, welche der drei Methoden der Familien- und Patientenedukation (Informationsvermittlung, Schulung und Anleitung oder Beratung) in der professionellen Begleitung zum Einsatz kommen muss. Wie bereits im Kapitel 3.1 beschrieben, gibt es in der Praxis immer wieder Situationen, in denen alle drei Methoden in einer sogenannten komplexen Schulung zum Einsatz kommen müssen. In einer solchen Situation erfordern die vielfältigen Reaktionen auf eine Herausforderung, z. B. im Rahmen einer neuen Diagnosestellung, die Fähigkeit zum anlassbedingten Methodenwechsel. Dieser Anlass für die jeweilige Methode muss jedoch in einer Fallsituation sicher erkannt werden, um danach adäquat reagieren zu können. Menschen mit Gesundheitsbeeinträchtigungen benötigen z. B. einerseits natürlich Wissen in Bezug auf ihr gesundheitliches Thema, wenn das Wissen noch nicht oder zu wenig gegeben ist (Anlass für Informationsvermittlung). Sie benötigen aber auch Fähigkeiten und Fertigkeiten, wenn sie z. B. eine BZ-Messung mit Insulingabe tagtäglich alleine durchführen sollen (Anlass für Schulung und Anleitung). Aber sie zeigen auch sehr häufig Emotionen, sind überfordert, können sich bei Angeboten der Unterstützung nicht entscheiden und benötigen Stärkung und Motivation, um die Situation bewältigen zu können (Anlass für Beratung). Eine Pflegeperson muss dazu in der Lage sein, den konkreten Anlass für die richtige Methode wahrzunehmen und diese dahingehend situativ anzupassen. Sie muss die drei Methoden unterscheiden können und auch wissen, was unter Beratung im interdisziplinären Diskurs und im pflegerischen Handlungsfeld zu verstehen ist.

4.1 Theoretische Fundierung von Beratung

Beratung wird von Hummel-Gaatz und Doll (2007, S. 1) beschrieben als Beziehungsprozess zwischen Gesundheitsberufen und Patient:innen bzw. den zugehörigen Bezugspersonen. Dabei rückt die Unterstützung bei der Krankheits- und Krisenbewältigung in den Vordergrund, durch Unterstützung bei Problemen, beim Finden von Entscheidungen, beim Fördern, Entdecken und Erhalten von Ressourcen sowie bei der Begleitung und Unterstützung in der Auseinandersetzung mit veränderten Lebensumständen und den daraus resultierenden Emotionen. Dieses Verständnis von Beratung aus dem Jahr 2007 ist auch im aktuellen Diskurs noch immer relevant. Beratung wird laut dem Netzwerk für Familien- und Patientenedukation (2023) als ergebnisoffener Dialog beschrieben, in dem die Menschen bei der Bewältigung von Herausforderungen begleitet werden. Menschen entscheiden in diesem Begleitprozess jedoch selbst, wohin die Reise geht. Deswegen bleibt das Ergebnis offen. Es wird von den Individuen selbst bestimmt.

Wie bereits thematisiert, werden die Ansätze und Konzepte der Beratung im Berufsfeld der Gesundheits- und Krankenpflege aus anderen Disziplinen, vor allem aus der Psychologie oder Psychotherapie, abgeleitet. Als pflegerische Intervention im Rahmen der Familien- und Patientenedukation ist Beratung ident der gesetzlichen Verankerung im GuKG § 14 als Prozessbegleitung zur Förderung der Gesundheit bei gesunden wie auch kranken Menschen und der Gesundheitskompetenz, aber auch in Zusammenhang mit Prävention, zu verstehen. Diese Aspekte sowie die Umsetzung von Konzepten der Beratung sind als konzeptgeleitete Gesprächsführung und psychosoziale Betreuung als pflegerischer Aufgabenbereich in den gesetzlichen Grundlagen beschrieben. Beratungskonzepte, die in der Gesundheits- und Krankenpflege in der Theorie gelehrt werden und in der Praxis in die Umsetzung kommen sollen, müssen wissenschaftlich fundiert sein. Durch Studienergebnisse sollte bereits eine Wirksamkeit in der Umsetzung nachgewiesen worden sein.

Beratungskonzepte, die diese Kriterien erfüllen, sind einerseits das **Motivational Interviewing** und andererseits das **15-Minute-Family-Interview**[5] im Rahmen des Calgary-Familien-Assessment- und Interventionsmodells von Wright et al. (2021). Die Studierenden erlernen für diese Konzepte die Basismethoden der Kommunikation im Rahmen des ersten Semesters. Im dritten Semester erhalten sie die theoretische Fundierung für das Gesamtkonzept und versuchen, die Anwendung im Rollenspiel bestmöglich durchzuführen. Sie werden für die weiteren Semester beauftragt, sich selbst und die Kolleg:innen bezogen auf eine adäquate Umsetzung in der Praxis zu betrachten. Mittels Simulationstraining im fünften Semester können sie sich mit diesen Erfahrungen dann noch einmal im geschützten Rahmen auseinandersetzen und diesen Kompetenzerwerb hinsichtlich der Umsetzung der Beratungskonzepte weiterführend üben und aufbauen. Nachfolgend wird auch im Rahmen dieser Methode zuerst auf die theoretische Fundierung und dann auf die konkrete Umsetzung des Beratungskonzeptes Motivational Interviewing im pflegerischen Kontext eingegangen.

4.2 Das Beratungskonzept Motivational Interviewing

In den frühen 1980er-Jahren entwickelten die Psychologen Miller und Rollnick in Zusammenhang mit ihrer Thematik der Suchtforschung das Konzept des **Motivational Interviewing (MI)**. Die Anwendung dieses Gesprächskonzeptes eignete sich zur Begleitung bei der Bewältigung von Herausforderungen für Menschen mit einer Suchtproblematik. In der Publikation der Motivierenden Gesprächsführung von Millner und Rollnick aus dem Jahre 2015 wird das MI unter anderem wie folgt definiert: „Motivational Interviewing ist ein kooperativer Gesprächsstil, mit dem wir einen Menschen in seiner eigenen Motivation zur Veränderung und sein eigenes Engagement für eine Veränderung stärken können." (Miller & Rollnik, 2015, S. 27) Dieser erfolgreiche Veränderungsprozess zeigt sich generell in Zusammenhang mit der Begleitung zur Erlangung von Gesundheitskompetenz höchst relevant.

Eine weitere Definition, die sehr bedeutsam für das Verständnis dieses Beratungskonzeptes ist, ist folgende: „Motivational Interviewing ist ein kooperativer, zielorientierter Kommunikationsstil mit besonderer Aufmerksamkeit für die Sprache der Veränderung. Dieser Stil ist daraufhin konzipiert, die persönliche Motivation für und die Selbstverpflichtung auf ein spezifisches Ziel zu stärken, indem er die Motive eines Menschen, sich zu ändern, in einer Atmosphäre von Akzeptanz und Mitgefühl herausarbeitet und erkundet" (Miller & Rollnik, 2015, S. 47). Aufgrund der generellen Bedeutung dieses Konzepts für Menschen mit gesundheitlichen Herausforderun-

5 Eine ausführliche Darstellung der theoretischen Fundierung und Umsetzung des Beratungskonzepts 15-Minute-Family-Interview im Rahmen des Calgary-Familien-Assessment- und Interventionsmodells findet sich im Download auf S. 126 und in der folgenden Publikation: Horak, M., & Haubitzer, S. (2024). Community Health Nurse. Handlungsfelder der Pflege im Kontext von Public Health. 2. Auflage. facultas.

gen wurde es von den beiden Schweizer Pflegeexpertinnen Thüler und Nufer (2019) aufgegriffen und im praxisnahen Leitfaden der Motivierenden Gesprächsführung mit dem Titel „Motivierende Gesprächsführung. Leitfaden für berufliche Gesprächssituationen" zur Verwendung für pädagogische und pflegerische Berufe veröffentlicht. Die nachfolgenden Ausführungen orientieren sich deswegen auch unter anderem an dieser Publikation. Die Auseinandersetzung mit den Basismethoden der Kommunikation, die im Konzept der Motivierenden Gesprächsführung Bedeutung haben, erfolgt auch ausgehend von den beiden MI-Experten, Psychotherapeuten und Ärzten Weigl und Mikutta (2019).

4.2.1 Basiskommunikationstechniken der Motivierenden Gesprächsführung

Weigl und Mikutta (2019, S. 13) beziehen sich auf die Basistechniken der Motivierenden Gesprächsführung. Sie werden im Verlauf der Gesprächsführung beim MI je nach Bedarf und Situation angewendet. Diese Methoden oder Techniken umfassen das Stellen offener Fragen, das Bestätigen und Würdigen, reflektierendes Zuhören, das sogenannte aktive Zuhören sowie das Zusammenfassen. Im englischen Original von Miller und Rollnick (2015) werden diese Elemente durch das Akronym OARS (Open questions, Affirming, Reflecting und Summarizing) abgekürzt.

Eine weitere Technik, die darauf abzielt, unter Einholung der Erlaubnis bei der zu beratenden Person Informationen und Ratschläge zu geben, gewinnt an Bedeutung. Wichtig dabei ist aber, dass die Person, die beraten wird, selbst entscheiden kann, ob sie diesen Rat oder diese Information auch hören möchte.

Es ist wichtig, darauf hinzuweisen, dass all die Basismethoden der Kommunikation, auf die nachfolgend eingegangen wird, nur in Kombination mit der entsprechenden Haltung der beratenden Person, dem sogenannten MI-Spirit (siehe Kapitel 4.2.4) eine qualitativ hochwertige Umsetzung von MI gewährleisten können.

4.2.1.1 Basismethode – offene Fragen

Das Stellen von offenen Fragen ist von Bedeutung, um den Prozess der Selbsterkundung im Gespräch zu ermöglichen. Diese Technik bezieht sich nicht auf bestimmte Fakten, sie geht über ein Ja oder Nein hinaus und kann bzw. sollte einen Nachdenkprozess auslösen. Dadurch wird die Möglichkeit gegeben, nachzudenken, zu reflektieren und die eigenen Gedanken und Gefühle zur Thematik zu äußern, ohne von außen beeinflusst zu werden. Dieser Prozess, diese gegebene Zeit in einem neutralen Raum, trägt dazu bei, das Vertrauen zwischen Klient:innen und Berater:innen zu stärken, und unterstützt die Klärung des Anlasses. Offene Fragen sollten ausgehend von echtem Interesse an Anliegen und Sichtweise der Klient:innen gestellt werden. Fragen mit dem Fragewort „Warum" sollten vermieden werden, da sie die andere Person sehr oft in eine Verteidigungs- oder Rechtfertigungsposition bringen und den Erfolg des Gesprächs gefährden. Auch das gewonnene Vertrauen kann so beeinträchtigt bzw. sogar zerstört werden. Reflexionen und der bewusste Einsatz der weiteren Basistechniken können dabei helfen, das Gespräch auf eine partnerschaftliche Ebene zu bringen und das Gefühl eines Kreuzverhörs zu vermeiden (Weigl & Mikutta, 2019, S. 13–20). Die nächste, sehr wirkungsvolle und bedeutende Gesprächstechnik erfüllt ein stark ausgeprägtes menschliches Bedürfnis – den Wunsch nach Bestätigung, Wertschätzung und Würdigung.

4.2.1.2 Basismethode – Bestätigung, Stärkung und Würdigung

Der Begriff **Affirmation** bezieht sich auf die Bestätigung, Bestärkung oder Würdigung von etwas Positivem, wie beispielsweise von einer Idee, einem Gefühl oder einer Handlung. Das Hervorheben positiver Aspekte bedeutet, dass das, was gut ist, erkannt und anerkannt wird. Das bewusste Wahrnehmen der anderen Person mit all ihren Charakter- und Handlungseigenschaften stellt ein Zeichen der Wertschätzung dar und dient dem Aufbau einer partnerschaftlichen Beziehung zwischen Berater:innen und Klient:innen. Durch Affirmationen können die eigenen Ressourcen wahrgenommen, entdeckt und genutzt werden (Thüler & Nufer, 2019, S. 20–21). Weigl und Mikutta (2019, S. 14) weisen verstärkend darauf hin, dass es wichtig ist, dabei zu beachten, durch gezielte Anerkennung **konkreter Verhaltensweisen** Wertschätzung zum Ausdruck zu bringen. Unspezifisches Lob zu Einzelleistungen soll vermieden werden, da dies nicht auf einer partnerschaftlichen, sondern häufig auf einer hierarchischen Ebene zum Ausdruck gebracht wird und den zu beratenden Menschen, anstatt ihn zu stärken, in ein Abhängigkeitsverhältnis bringen kann.

Es gilt generell danach zu trachten, sich in der Kommunikation mit der anderen Person ganz auf sie einzulassen und sich selbst in den Hintergrund zu stellen. Mit der Basismethode oder -technik des aktiven Zuhörens ist dies gewährleistet und kann so auch immer wieder geübt werden. Viele Menschen und auch Angehörige der Gesundheitsberufe neigen nach der Erfahrung der Verfasserinnen dazu, sich selbst in den Vordergrund zu stellen. Dabei ist die Kunst, die es zu erlernen gilt, sich ganz auf die andere Person einzulassen.

4.2.1.3 Basismethode – aktives Zuhören

Aktives Zuhören ist ein fundamentales Werkzeug für Berater:innen, um sich Klient:innen zuzuwenden. Berater:innen hören aufmerksam zu und reflektieren die Äußerungen der Klient:innen, um sicherzustellen, dass sie diese richtig verstehen. Mithilfe von Reflexionen wird auf das Gesagte und das dahinterliegende Empfinden der Klient:innen eingegangen. Klient:innen hören ihre eigenen Aussagen und Gedanken aus dem Mund der Berater:innen. Das gibt ihnen das Gefühl, dass sie gehört und verstanden werden. Eine tiefergehende Verständigung kann erreicht werden.

Klient:innen werden dazu ermutigt, sich weiter zu erforschen und über mögliche Ambivalenzen hinsichtlich einer Veränderung nachzudenken.

Die Kunst ist es, vorwiegend aktiv zuzuhören und nur gelegentlich Fragen zu stellen (Thüler & Nufer, 2019, S. 20–21). Miller und Rollnick (2015, S. 79–80) unterscheiden dabei zwischen einfachen und komplexen Reflexionen, die sich in ihrer Tiefe unterscheiden. Eine einfache Reflexion entspricht dem geläufigen Paraphrasieren, bei dem keine weitere Information hinzugefügt wird, der Inhalt in eigenen Worten oder wortwörtlich wiederholt wird (Stufe 1 und 2 des aktiven Zuhörens). Auch **sich einzufühlen** in die Emotion, die mit dem Gesagtem vermittelt wird, ist sehr bedeutsam, somit können Mitgefühl und Empathie zum Ausdruck gebracht werden (Stufe 3 des aktiven Zuhörens). Eine komplexe Reflexion hingegen geht darüber hinaus und beinhaltet die Fortführung der Gedanken der Klient:innen. Hierbei werden bestimmte Themen in den Mittelpunkt gestellt oder Akzente gesetzt. Dies erfordert Erfahrung und Achtsamkeit seitens der Berater:innen. In der Bachelorausbildung zur Gesundheits- und Krankenpflege wird deswegen vor allem auf die einfachen Techniken des aktiven Zuhörens Bezug genommen. Eine wichtige Basismethode der Gesprächsführung ist auch das Zusammenfassen von dem, was zum Ausdruck gebracht wurde.

4.2.1.4 Basismethode – Zusammenfassung

Periodische Zusammenfassungen dienen dazu, die Gedanken und Aussagen der Klient:innen zusammenzufassen und prägnant zu präsentieren. Klient:innen erhalten dadurch eine kompakte Darstellung ihrer Pro- und Kontra-Argumente. Dies kann auf verschiedene Weise durchgeführt werden und dient dazu, Klient:innen einen Überblick über das bisher Gesagte zu geben und eventuell auch eine Reflexion ihrer Ambivalenz zu ermöglichen. Eine Form ist das **sammelnde Resümee**, bei dem verschiedene Aussagen der Klient:innen zu einem Thema zusammengefasst werden. Anders ist das **verbindende Resümee**, bei dem das aktuelle Thema in Bezug zu früheren Erlebnissen der Klient:innen gesetzt wird. Weiters gibt es das **überleitende Resümee**, in dem die Zusammenfassung als Übergang zu einem neuen Thema genutzt wird. **Abschließende Zusammenfassungen** können am Ende eines Gesprächs durchgeführt werden, um wichtige Punkte noch einmal aufzuzeigen. Sie werden dann gesammelt noch einmal zum Ausdruck gebracht und gemeinsame Ziele definiert (Thüler & Nufer, 2019, S. 21–22). Eine weitere bedeutsame Basismethode beschäftigt sich nun mit dem Vermitteln von Rat und Informationen.

4.2.1.5 Basismethode – Ratschläge und Informationen geben

Weigl und Mikutta (2019, S. 15–16) weisen darauf hin, dass im Konzept der Motivierenden Gesprächsführung das Bereitstellen von Informationen und Ratschlägen eine untergeordnete Funktion hat. Dies ist vor allem darin begründet, die Autonomie der Klient:innen zu wahren. Sollten dennoch Informationen oder Ratschläge notwendig sein, wird das Prinzip elicit–provide–elicit angewendet. Dabei muss immer zuerst die Erlaubnis der Klient:innen eingeholt werden, bevor ein spezifischer Ratschlag gegeben werden darf – elicit. Dadurch wird sichergestellt, dass Klient:innen keine unerwünschten Informationen erhalten, nichts über sie „darübergestülpt" wird und sie die Kontrolle über das Gespräch behalten. Danach werden nach Erlaubnis nur wenige Informationen angeboten, durch offene Fragen und Reflexionen wird geprüft, ob Klient:innen selbstständig etwas zum Thema beitragen können – provide. Zum Abschluss muss die Verständlichkeit der vermittelten Informationen erfragt werden, um die Autonomie der Klient:innen zu stärken – elicit. Neben einfachen Techniken der Kommunikation haben auch sogenannte komplexe Techniken im Konzept des MI eine Bedeutung und werden vor allem im dritten Prozessschritt gezielt eingesetzt (siehe nächstes Kapitel)

4.2.2 Komplexe Techniken der Kommunikation

Wie einleitend bereits aufgezeigt wurde, geht es im Rahmen von Gesprächen vor allem darum, Veränderungsprozesse anzuregen sowie Ressourcen und Stärken sichtbar zu machen, die diese Veränderung aus eigener Motivation leistbar machen. Dabei werden sogenannte komplexe Techniken der Kommunikation, vor allem in Form von offenen Fragen, eingesetzt, die nachfolgend mit Beispielen angeführt werden.

- Evokative Fragen stellen
  - Was genau möchten Sie verändern?
  - Wie könnten Sie vorgehen?
  - Was stimmt Sie optimistisch, dies zu schaffen?
- Skalierungsfragen
  - Wie wichtig ist es Ihnen, das zu schaffen (Skala 1–10)?
  - Wie zuversichtlich sind Sie im Hinblick auf ...? Was bedeutet eine Skala-Einordnung von 5 für Sie? Was würden Sie brauchen, um 6 zu erreichen? (5 wurde genannt.) Was hat Ihnen geholfen, von 4 auf 5 zu kommen?
- Rückblick und Vorschau halten
  - Wie war es früher? Was hat Ihnen geholfen, X umzusetzen?
  - Nehmen wir an, Sie haben Ihr Ziel erreicht und schauen auf den heutigen Zustand zurück. Was war hilfreich? (Hypothetische Fragestellung)
- Ziele und Wertevorstellungen erkunden
  - Was ist Ihnen in Ihrem Leben am wichtigsten?
  - Welche Dinge sind im Moment wichtig für Sie?
- Persönliche Stärken
  - Welche Stärken helfen Ihnen, X umzusetzen?
  - Wer könnte Sie unterstützen?

- **Brainstorming**
  - Was könnte Ihnen eine Veränderung, sei sie noch so schwierig, erleichtern? Was könnte Ihnen helfen? Was fällt Ihnen ein?
- **Weitergabe von Information**
  - Möchten Sie hören, welche Möglichkeiten für andere in einer ähnlichen Situation hilfreich waren?
- **Reframing**
  - Diese Versuche haben nicht zum Erfolg geführt – wozu waren sie trotzdem gut? Welche Erkenntnisse ziehen Sie daraus? (Thüler & Walter, 2019; Jähne & Schulz, 2018; Miller & Rollnick, 2015)

Die gezielte Verwendung der Basis- und komplexen Methoden der Kommunikation ist ein entscheidendes Werkzeug, um die nachfolgend beschriebenen Prozessschritte des MI professionell durchführen zu können.

4.2.3 Zentrale Prozessschritte bei der Durchführung des MI

Im Gesprächskonzept des MI bestimmen vier grundlegende Prozessschritte den Ablauf: der Beziehungsaufbau, die Fokussierung, die Evokation und der erste Planungsschritt. Klient:innen werden anhand dieser aufeinander aufbauenden Prozesse individuell zur Veränderungsmotivation geleitet. Die Prozessschritte sind nicht immer in derselben Reihenfolge durchzuführen, sondern können auch auf vorangegangene Prozessschritte zurückgreifen, wenn sich das als hilfreich erweist.

Im ersten Prozessschritt des **Beziehungsaufbaus** ist es wesentlich, eine tragfähige Arbeitsbeziehung aufzubauen, die von wechselseitigem Respekt und Vertrauen geprägt ist. Die beratende Pflegeperson signalisiert aufrichtiges Interesse an der zu beratenden Person, würdigt die Stärken und Bemühungen und versucht, die individuelle Sichtweise nachzuvollziehen. Pflegefachkräfte, die einen Beratungsprozess begleiten, akzeptieren die Perspektive der Klient:innen bedingungslos und begegnen diesen mit Wertschätzung. Die Qualität der Beziehung zwischen der Pflegeperson, die die Beratung durchführt, und der zu beratenden Person muss konstant gepflegt werden. Ein Klima der Empathie sowie eine qualitativ hochwertige Vertrauensbasis sind fundamentale Gegebenheiten, die entscheiden, wie effizient der weitere Gesprächsverlauf sein wird. Wenn es Konflikte und Defizite auf der Beziehungsebene gibt, sind diese auszugleichen. Sollte dies nicht gelingen oder sollten Antipathien bestehen, sollte von einer Beratung Abstand genommen werden. (Thüler & Nufer, 2019, S. 15) Nach dem Beziehungsaufbau geht es darum, die **Fokussierung** im Rahmen der gegebenen Reaktionen hinsichtlich der auslösenden Thematik zu erreichen.

Der Prozessschritt der **Fokussierung** umfasst die Ausrichtung auf ein konkretes Ziel. Die Pflegeperson erfasst mit der zu beratenden Person je nach Anlass gemeinsam die Gefühlssituation, die Bedürfnisse, die Motive und Voraussetzungen und versucht zu eruieren, was für die betroffene Person das momentan Wichtigste ist, das bearbeitet werden soll. Es kann dabei auch bereits thematisiert werden, welche Änderungen erreicht werden sollen. Dabei ist es jedoch wichtig, dass die betroffene Person bei der Themenfindung in keinster Weise beeinflusst wird und selbst bestimmen kann, welches Thema priorisiert werden soll. Die beratende Pflegeperson handelt dabei mit der zu beratenden Person eine konstruktive Richtung aus. Das Fokussieren ist ein fortlaufender Mechanismus, da beide Gesprächspartner:innen eine gemeinsame Linie verfolgen müssen und eine gewisse Klärung geschehen sein muss, bevor sie zum nächsten Punkt übergehen können (Thüler & Nufer, 2019, S. 15–16).

Der **Evokationsprozess** bildet danach den wesentlichen Kern der Motivierenden Gesprächsführung. Die beratende Pflegeperson versucht durch diverse Kommunikationstechniken (siehe Kapitel 4.2.1 und 4.2.2), die intrinsische Motivation der zu beratenden Person durch selbstmotivierende Äußerungen hervorzulocken, um eine Änderung zu erreichen. Dadurch sollen die Betroffenen befähigt werden, die Argumentationen für eine Veränderung selbst zu formulieren. Die beratende Fachkraft unterstützt und begleitet diesen Prozess durch gezielten Einsatz der bereits beschriebenen Kommunikationstechniken. Die Pflegeperson kann so Veränderungen durch persönliche Überlegungen der Patient:innen und aus Eigenmotivation entstehen lassen. Entscheidend bei diesem Prozessschritt ist eine aufmerksame, interessierte und geduldige Haltung. Auch die Überzeugung der Pflegeperson bezüglich des innewohnenden Veränderungspotenzials der zu beratenden Person ist von großer Bedeutung. Durch dieses prozesshafte Vorgehen kann das Engagement der Klient:innen zur Veränderung aktiviert und gestärkt werden. Sämtliche Bedürfnisse, Absichten und Gründe der Klient:innen, die eine Veränderungsbereitschaft signalisieren, werden im MI als sogenannter **Change Talk** bezeichnet (Thüler & Nufer, 2019, S. 16). Das Herausarbeiten von Ressourcen und Bewusstmachen von Stärken im Confidence Talk heben auch das Selbstbewusstsein und das Gefühl der Selbstwirksamkeit.

Der vierte Prozessschritt des MI stellt den Schritt der **Planung**/den Lösungsschritt dar. Wenn eine gestärkte Eigenmotivation hervorgerufen bzw. wenn die Veränderungsbereitschaft eindeutig signalisiert wurde, ist es Aufgabe der beratenden Pflegeperson, die beratene Person dabei zu unterstützen, sich dem anvisierten Ziel schrittweise anzunähern. Mit bestmöglich geeigneten Maßnahmen wird gemeinsam ein konkreter und willentlicher Veränderungsplan entwickelt. Dieser muss jedoch das beinhalten, was die Person selbst möchte und sich zutraut, und nicht das, was die

Pflegeperson sich vorstellen könnte. Es ist auch wichtig zu verstehen, dass jeder Umschwung mit Mut, Anstrengung, Beharrlichkeit sowie mit Versagensängsten verbunden sein kann. Ein zugrundeliegendes Gefühl der Unsicherheit sowie eine gewisse Ambivalenz von betroffenen Menschen lassen sich nicht einfach durch deren Veränderungsvorhaben eliminieren. Deswegen ist es in der gesamten Begleitung des Veränderungsprozesses wichtig, Aussagen zu vermeiden, welche Widerstand erzeugen können. Die Person darf nie das Gefühl bekommen, dass nicht sie es ist, die im Veränderungsprozess entscheidet. Äußerungen, die Druck ausüben, gut gemeinte Empfehlungen, die ungefragt gegeben werden, sowie der „Korrektur-Reflex" der beratenden Pflegeperson sollten nebst anderer sogenannter „Kommunikationssperren" unbedingt vermieden werden. Solche Verhaltensweisen wirken sich sehr schnell kontraproduktiv aus und führen zu einer Abwehrhaltung der Klient:innen (Thüler & Nufer, 2019, S. 16).

Der Erfolg der Durchführung des gesamten Motivational Interviewing ist jedoch weiters stark abhängig von einem entscheidenden Faktor – dem sogenannten Spirit –, der von der beratenden Person gelebt und verinnerlicht werden muss.

4.2.4 Der Spirit des MI – Grundhaltungen

Der Spirit des Motivational Interviewing beinhaltet die innere Einstellung der beratenden Pflegeperson während des Beratungsgesprächs und setzt sich aus den Grundelementen des **Mitgefühls**, der **Partnerschaftlichkeit**, der **Akzeptanz** sowie der **Evokation** zusammen. Dabei geht es einerseits um das Erleben und andererseits um das Verhalten. Der sogenannte **Spirit** des MI muss verinnerlicht werden, sodass er auch in Körpersprache und in Worten den entsprechenden Ausdruck findet. Die erste Grundhaltung, die verinnerlicht werden muss, ist die Begegnung auf gleicher Augenhöhe, die sogenannte **Partnerschaftlichkeit**.

4.2.4.1 Partnerschaftlichkeit

Thüler und Nufer (2019, S. 11) betonen, dass unter Partnerschaftlichkeit die partizipative sowie aktive Zusammenarbeit zwischen der zu beratenden Person, mit oder ohne An- und Zugehörige, und der beratenden Pflegeperson verstanden wird. Der Expertenstatus wird in dieser aktiven Zusammenarbeit dem Menschen zugeschrieben, *um den es geht*. Jeder Mensch hat eine eigene Geschichte, die das Leben geformt und geprägt hat. Als beratende Pflegeperson ist es deswegen sehr wichtig, dies im Gespräch zu berücksichtigen, den Blickwinkel zu ändern und sich auf die Situation des Gegenübers einzulassen. Ein respektvolles und partnerschaftliches Miteinander kann nur gelingen, wenn die Beweggründe für bestimmte Verhaltensweisen der Klient:innen ersichtlich werden. Die Person, um die es geht, bleibt in allen Belangen die qualifizierte Person in Dingen, die sie selbst betreffen. Die beratende

Pflegefachperson führt durch das Gespräch und schafft hierbei eine Atmosphäre, die Veränderung nicht aufdrängt, sondern fördert. (Miller & Rollnick, 2015, S. 30) Tiefer Respekt gegenüber allem, was die andere Person ausmacht, kennzeichnet die Durchführung von Motivational Interviewing. Diese Grundhaltung fördert damit die Motivation und das Erkennen der Ressourcen zur Veränderung der Klient:innen (Miller & Rollnick, 2015, S. 30–31). Ein weiteres wesentliches Element des Spirits von MI ist die Empathie oder auch das Mitgefühl.

4.2.4.2 Mitgefühl und Empathie

Millner und Rollnick (2015, S. 36) beschreiben Mitgefühl folgendermaßen: „Mitgefühl zeigt sich darin, dass wir das Wohlbefinden des anderen aktiv fördern und seinen Bedürfnissen Priorität einräumen." Dies erfordert die Fähigkeit, mit tätiger Anteilnahme mitzuempfinden. Eine mitfühlende Haltung der beratenden Person ist dadurch gekennzeichnet, dass sie sich aktiv für das Wohl der Klient:innen einsetzt und ihnen aufrichtiges Interesse entgegenbringt. Es zeigt sich in einem resonanten Miterleben ohne jeglichen Eigennutz der beratenden Person (Thüler & Nufer, 2019, S. 11).

Die Erfahrungen der Verfasserinnen zeigen zudem, dass Mitgefühl auch bewusst wahrgenommen und geübt werden muss (siehe Kapitel Aktives Zuhören). Es muss von Mitleid abgegrenzt werden. Das Leid des anderen darf nicht zum eigenen Leid werden und genauso darf das eigene Leid, das eventuell bei gewissen Themen verstärkt gefühlt und wahrgenommen wird, nicht zur zusätzlichen Belastung für die andere Person werden. Es gilt, zu lernen, eine neutrale professionelle Haltung einzunehmen, indem es nur um den Bewältigungsprozess der anderen Person geht. Die eigene Handlungsfähigkeit und der Einsatz von Kommunikationstechniken dürfen nicht durch Emotionen überlagert sein. Dies ist auch immer wieder für die beratende Person ein kontinuierlicher Lern- und Reflexionsprozess. Dieser wird von einer weiteren bedeutsamen Grundhaltung unterstützt – der bedingungslosen Akzeptanz.

4.2.4.3 Bedingungslose Akzeptanz

Empathie, bedingungsfreie Wertschätzung, Würdigung und Autonomie sind Leitwerte der bedingungslosen **Akzeptanz**. Berater:innen holen Klient:innen da ab, wo sie sich gerade befinden, und akzeptieren bedingungslos, wie sie sich repräsentieren, was sie sagen, denken oder fühlen. Es gilt, alles so anzunehmen, wie es ist, auch wenn dies nicht der eigenen, zugrundeliegenden Einstellung, Wertehaltung oder der persönlichen Vorstellung der beratenden Person entspricht. Akzeptanz bedeutet nicht, dass die beratende Person mit dem Verhalten oder Handeln der zu beratenden Person konform gehen muss. Die beratende Pflegeperson überhäuft die zu beratende Person jedoch auch nicht mit Belehrungen und Ratschlägen, sondern geht gemeinsam mit ihr einen Weg, um Veränderung zu bewirken. Auf diese Weise kann die Autonomie gefördert und unterstützt werden. Die Menschen bestimmen über die weitere Herangehensweise, verändern selbst nur das, was *sie* verändern möchten. Nur so kann eine positive Einstellung zur Veränderung gelingen und sich eine konstruktive Arbeitsbeziehung entwickeln (Thüler & Nufer, 2019, S. 12).

Miller und Rollnick (2015, S. 33–34) weisen darauf hin, dass Akzeptanz auch heißt, dass die beratende Person den Menschen, der sich ihr anvertraut, in seiner Besonderheit und Individualität sowie seine innewohnenden Fähigkeiten würdigt. Respekt und Rücksichtnahme sind Prinzipien der Begegnung. Die Empathie spielt dabei eine wesentliche Rolle. Die beratende Person ist aktiv und authentisch an den dahinterliegenden Motiven sowie Beweggründen der Klient:innen für ihre Handlungen und Emotionen interessiert. Sie unterstützt und begleitet die zu beratenden Menschen und versucht, die Gründe zum Vorschein zu bringen, um diese auch nachvollziehen zu können. Der Perspektivenwechsel spielt hier eine entscheidende Rolle , um den Prozess des Verstehens und der Veränderung immer besser und unvoreingenommener begleiten zu können. Eine entscheidende Grundhaltung im sogenannten Spirit des MI wird als Evokation bezeichnet.

4.2.4.4 Evokation

Evokation wurde bereits in Kapitel 4.2.3 beschrieben. In diesem Prozessschritt wird darauf abgezielt, das Veränderungspotenzial der Klient:innen zu aktivieren und zu stärken. Evokation beschreibt die Fähigkeit der beratenden Person, durch gezielte Kommunikationstechniken bei Klient:innen die intrinsische Motivation hervorzurufen und deren Perspektive in Bezug auf Veränderung positiv zu entfalten. Berater:innen ermutigen Klient:innen, eigene Strategien und Lösungen zu entwickeln. Menschen werden dazu befähigt, den Blick auf eigene Ressourcen und Stärken zu lenken und eigene Überlegungen und Erfahrungen zu nutzen, um Veränderung zu erzielen. Bei dieser ressourcenorientierten Methode ist es essenziell, Urteile sowie Bewertungen zu vermeiden. Berater:innen achten darauf, die eigenen Überzeugungen und Vorstellungen zurückzuhalten. Sie müssen vielmehr berücksichtigen, dass sie selbst den Fokus auf Ressourcen und Stärken legen und an den Veränderungsprozess der zu beratenden Person glauben.

Im nächsten Kapitel wird zum besseren Verständnis der gesamte Ablauf einer Durchführung eines MI mit Ausführungen aufgezeigt, mit denen sich auch die Studierenden für die Vorbereitung auf das Simulationstraining auseinandersetzen müssen.

4.2.5 Ablauf einer qualitätsgesicherten Durchführung des Motivational Interviewing

Besonders der **Beziehungsaufbau** ist bei der Durchführung eines Motivational Interviewing von entscheidender Bedeutung. Bei diesem ersten Prozessschritt ist es wichtig, sehr achtsam zu sein und Zeit zu investieren. Erst wenn das Vertrauen hergestellt und eine gelungene Beziehung aufgebaut ist, wird ein Mensch sich öffnen können und sich auf den weiteren Prozess einlassen. Der bewusste Einsatz der Basistechniken der Kommunikation (in Kapitel 4.2.1 beschrieben) wie Würdigung und Bestätigung, allgemein gehaltene, offene Fragen sowie aktives Zuhören ist hier von entscheidender Bedeutung. Aber auch entsprechende Umgangsformen fördern den Beziehungsaufbau.

Im nächsten Prozessschritt der **Fokussierung** (Focussing) oder Klärung des Anliegens (siehe Kapitel 4.2.3) müssen die Studierenden entscheiden, welche Basismethoden zur Anlassklärung verwendet werden. Am besten eignet sich für das Klären des Anliegens die Basismethode der offenen Fragen. Aber auch durch das aktive Zuhören, durch Würdigung und Bestätigung wird die zu beratende Person ermutigt, sich immer weiter auf den Prozess der Reflexion einzulassen. Die bewusste Formulierung der offenen Fragen ist entscheidend. Sie müssen so gestellt werden, dass Gedankenprozesse angeregt werden und die zu beratende Person nicht in eine Richtung gedrängt wird, sondern die Kontrolle über das Gespräch behält. Miller und Rollnick (2015) weisen diesbezüglich darauf hin, dass offene Fragen nur sehr gewählt eingesetzt werden sollen. Besonders durch das aktive Zuhören kann die Zeit gegeben werden, um sich in aller Ruhe auf die anlassbezogene Thematik einzulassen. Es soll aber auch das Gefühl vermittelt werden, dass es wirklich um die Person und ihre individuellen Anliegen geht. Auch in diesem Prozessschritt sind Würdigung und Wertschätzung von großer Bedeutung und stärken das Selbstbewusstsein und das Gefühl der Selbstwirksamkeit der zu beratenden Person.

Im Prozessschritt der **Evokation** ist, wie in Kapitel 4.2.4.4 angeführt, der Blick auf Ressourcen und Stärken von immenser Bedeutung. Hier kommen neben den Basismethoden auch sogenannte komplexe Techniken im Sinne von evokativen Fragen zum Einsatz (siehe Kapitel 4.2.2). Sie dienen dazu, selbstmotivierende Äußerungen zu entlocken, um die intrinsische Motivation für Veränderungsprozesse zu fördern. Auch mit Erlaubnis der zu beratenden Person Informationen und Rat zu geben, kann in diesem Prozessschritt verstärkt zum Einsatz kommen. Die Kontrolle über das Gespräch muss aber immer bei der zu beratenden Person belassen werden.

Diese Kontrolle, die bei der zu beratenden Person bleiben muss, gilt auch für die **Planungsphase**. Es ist wichtig, dass ein nächster Planungsschritt erarbeitet wird. Die gemeinsame Erarbeitung soll darauf hinauslaufen, dass die zu beratende Person und/oder die Zu- und Angehörigen selbst diesen Schritt festlegen. Nachfolgend werden die Qualitätskriterien der Umsetzung in einer Tabelle aufgezeigt. Die Studierenden erhalten diese im Rahmen des Simulationstrainings für die Beobachtungsrolle (siehe Kapitel 5.2), aber auch für die Vorbereitung auf das Beratungsgespräch.

Tabelle 5: Qualitätssicherungskriterien bei der Durchführung eines Motivational Interviewing

Qualitätskriterien	Was ist gut gelungen?	Was kann noch optimiert werden?
Beziehungs-/Vertrauensaufbau - Wie wurde der Vertrauens-/Beziehungsaufbau hergestellt? - Wie hat sich die DGKP vorgestellt? Wurde der vollständige Name genannt? - Wurde Blickkontakt gehalten? - Welche Basismethoden der Kommunikation im Rahmen des Motivational Interviewing wurden beim Beziehungsaufbau eingesetzt? - War das Vertrauen vor dem Weiterführen des Gesprächs gegeben?		
Anlassklärung/Fokussierung - Welche Basismethoden der Kommunikation wurden zur Anlassklärung verwendet? - Wurden offene Fragen gestellt und damit die Möglichkeit gegeben, Gedankenprozesse anzuregen? - Wurden Wertschätzung und Würdigung ausgesprochen sowie aktives Zuhören angewendet? - Hatten die Personen die Möglichkeit, den Anlass selbst zu benennen, und hatten sie die Kontrolle über das Gespräch?		
Evokation - Lag der Fokus auf Ressourcen und Stärken der Person(en)? - Welche Basismethoden wurden mit welcher Wirkung eingesetzt? - Wurden komplexe Techniken zur Förderung der intrinsischen Motivation eingesetzt? - Wurden selbstmotivierende Äußerungen entlockt? - Wurde bei jeglicher Informationsweitergabe um Erlaubnis gefragt?		
Lösungsfindung/Planungsschritte - Wurde ein Lösungsschritt/ein nächster Planungsschritt ausgehend von der betreffenden Person gemeinsam erarbeitet? - Hatte die betreffende Person die Möglichkeit, selbst zu sagen, worin der nächste Schritt bestehen soll?		

Neben den Schritten des Ablaufes ist auch die Grundhaltung, der sogenannte Spirit (siehe Kapitel 4.2.4), von großer Bedeutung. Auch hier muss beobachtet werden, inwieweit die Umsetzung bereits gelungen ist und was noch optimiert werden muss.

Tabelle 6: Grundhaltung der Beratung

Qualitätskriterien	Was ist gut gelungen?	Was kann noch optimiert werden?
Grundhaltung der Akzeptanz - Alle Reaktionen und Äußerungen wurden ohne Vorbehalte von der DGKP akzeptiert. - Die betreffende(n) Person(en) behielt(en) die Kontrolle über das Gespräch.		
Grundhaltung der Partnerschaftlichkeit - Das Gespräch wurde zu jeder Zeit auf gleicher Augenhöhe geführt. - Die betroffene(n) Person(en) wurde(n) selbst zu Expert:innen gemacht.		
Grundhaltung der Empathie/des Mitgefühls - Mitgefühl/Einfühlungsvermögen war erkennbar, wurde verbalisiert. - Wurden Basismethoden wie aktives Zuhören, Wertschätzung und Würdigung etc. eingesetzt, um diese Grundhaltung sichtbar zu machen?		
Grundhaltung der Evokation - Wurde der Fokus auf Stärkung und Hervorhebung der Ressourcen gelegt? - Wurde der Fokus auf Wertschätzung und Anerkennung gelegt? - Wurde intrinsische Motivation, sichtbar durch selbstmotivierende Äußerungen, erreicht?		

Ein Beispiel eines Simulationstrainings in Bezug auf die Umsetzung von Methoden der Familien- und Patientenedukation soll in den nachfolgenden Kapiteln die Anwendung der Methoden zeigen. In diesem Simulationstraining wird, wie bereits in Kapitel 5 im ersten Teil des Buches beschrieben, mit Schauspielpatient:innen gearbeitet.

5 Simulationstraining im Rahmen der Familien- und Patientenedukation

Nachfolgend werden die einzelnen Dokumente vorgestellt, die im Rahmen der Vorbereitung auf das Simulationstraining erarbeitet wurden. Zuerst wird das Szenario in Bezug auf das Thema, die Ziele, die mitwirkenden Personen, die Checkliste zur Ausstattung sowie die Ablaufplanung beschrieben.

Szenario Nr. 3

Chronische Niereninsuffizienz Stadium III; Inkontinenz; Diabetes Typ II

Ziel:

Die Studierenden ...

- sind sich der möglichen Folgen einer chronischen Niereninsuffizienz und des Problems der Inkontinenz bewusst.
- können eine an die Lebenssituation der Patientin angepasste Intervention im Sinne der Familien- und Patientenedukation professionell planen und durchführen.

Mitwirkende Personen

1 Schauspielpatientin	Katharina Springer
1 Schauspielgatte	optional
1 Lehrende:r	Kontrollraum zur Beobachtung
1 Lehrende:r	Kontrollraum zur Dokumentation

Ablaufplanung

Briefing	10 Minuten (max. 15)

- Welche Patientin?
- Welche Erkrankung?
- Lebensumstände

Durchführen des Szenarios	20 Minuten (max. 25)
Debriefing	20 Minuten (max. 25)

Checkliste zur Ausstattung

Raum:

- Runder Tisch
- 3 Sessel
- Kameras in Höhe der Akteur:innen
- 3 Headsets
- Schreibutensilien
- Arztbrief in Fieberkurve
- Inkontinenzberatungsmaterial (Keller SL GuK 2?)

Patientin mitgeben:

- Patientin trägt eigene, bequeme Kleidung
- Arztbrief auch der Patientin mitgeben

Danach wird eine Fallsituation mit genauen Patientendaten, der Ausgangsposition und Angaben zum anfänglichen Verlauf vorgelegt. Diese wird den Schauspieler:innen im sogenannten Briefing als Unterlage zur Vorbereitung auf das eigentliche Simulationstraining bereitgestellt.

Briefing für Schauspieler:innen

Patientendaten

Name: Katharina Springer
Alter: 44
Größe/Gewicht: 165 cm/60 kg
Geburtsdatum: 13.02.1980
Familienstand: verheiratet
Beruf: Angestellte in einem Supermarkt
Medizinische Diagnosen/Pflegediagnosen
Medizinische Diagnosen: chron. Niereninsuffizienz Stadium III; Inkontinenz; DM Typ II
Pflegediagnosen: Komfort beeinträchtigt
Status und aktueller Krankheitsverlauf

Frau Springer, 44, wurde gestern in der nephrologischen Abteilung des Universitätsklinikums aufgenommen. Die Anamnese ergab, dass sie seit über 15 Jahren einen Diabetes mellitus Typ 2 hat, den sie jedoch trotz ausführlicher Aufklärung durch den Hausarzt nie so richtig ernst genommen hat. In der Klinik bestätigt sich jedoch der Verdacht einer fortschreitenden Verschlechterung. Folgende Parameter werden erhoben: Größe 1,65 m, Gewicht 60 kg, Blutdruck 165/95 mmHg, Puls 104 Schläge/min, BZ 202 mg/dl, HbA1c 8,8 %. Besonders der Anstieg harnpflichtiger Substanzen sowie die Filtrationsrate der Nieren waren besorgniserregend. Eine zeitnahe Hämodialyse schien unausweichlich.

In letzter Zeit hat Frau Springer sich häufig müde und schlapp gefühlt. Ein quälender Juckreiz, der seit Wochen einfach nicht weggehen will, macht ihr zu schaffen. Auch bemerkte sie, dass ständig unkontrolliert Harn abging.

Als sie dann nach Wochen schließlich zum Arzt ging, diagnostizierte dieser eine diabetische Nephropathie mit Verdacht auf eine terminale Niereninsuffizienz und veranlasste sofort die stationäre Einweisung. Frau Springer war schockiert, mit so etwas hatte sie wirklich nicht gerechnet.

Körperliche Veränderungen hat sie bisher weitgehend ignoriert und beim Arzt war sie seit Jahren nicht mehr. „Für sowas habe ich keine Zeit, schließlich bin ich voll berufstätig." Zwar hat sie die ärztlich verordneten oralen Antidiabetika regelmäßig eingenommen, aber Blutzuckerkontrollen hielt sie für überflüssig. Da sie tagsüber als Handelsangestellte häufig lange stehen muss, hat sie sich über ihre geschwollenen Beine und die 10 kg, die sie in den letzten Jahren zugenommen hat, keine Gedanken gemacht.

Mit ihrem Mann bewohnt sie einen Bungalow in Seenähe. Der erwachsene Sohn lebt im Ausland und kommt zweimal im Jahr zu Besuch.

Medikamente

- Metformin 600 mg 1-1-1
- Concor 20 mg 1-0-0
- Laufende ambulante Dialyse über ZVK zweimal pro Woche

Die Patientin wird im Zuge der stationären Behandlung zu Ihnen geschickt. Ihre Aufgabe ist es, im Sinne der Familien- und Patientenedukation einzuschätzen, ob ein Beratungsgespräch, eine Schulung oder ein Informationsvermittlungsgespräch geplant und vorbereitet werden soll. Begründen Sie Ihre Entscheidung und bereiten Sie die edukative Intervention im Sinne einer konzeptgeleiteten Gesprächsführung auf Basis Ihrer Entscheidung vor.

Ausgangsposition und Verlauf

Patientin kommt zu einem vereinbarten Termin in den Beratungsraum und wird von zwei Pflegepersonen erwartet.

- Patientin stellt sich vor
- PP bieten ihr einen Platz an
- Beginn des Gespräches durch die PP
- Pat. ist selbstsicher und glaubt, dass alles in Ordnung ist, wenn der ZVK entfernt ist
- Sie ist andererseits traurig und kann/will die Umstände nicht verstehen

Frau Springer fühlt sich, als hätte man ihr den Boden unter den Füßen weggerissen. Sie ist fassungslos und allein der Gedanke daran, dass sie jetzt plötzlich „chronisch krank" ist, treibt ihr die Tränen in die Augen.

„Ich kann doch meinen Mann nicht allein lassen. Und jetzt muss auch noch sofort mit der Dialysetherapie begonnen werden, das geht mir alles viel zu schnell. Der Arzt hat irgendwas von einem Dialysekatheter gesprochen oder Shunt ... Was ist das eigentlich? Er war ja sehr nett. Aber verstanden habe ich nichts. Ich habe solche Angst."

Die Studierenden erhalten nicht dieselbe Information wie die Schauspieler:innen im Rahmen des Briefings. Nachfolgend wird aufgezeigt, wie sich die Informationen, der Auftrag für die Studierenden und auch der Auftrag ausgehend von der gegebenen Fallsituation gestalten.

Informationen für Studierende

Patientendaten

Name: Katharina Springer
Alter: 44
Größe/Gewicht: 165 cm/60 kg
Geburtsdatum: 13.02.1980
Familienstand: verheiratet
Beruf: Angestellte in einem Supermarkt
Medizinische Diagnosen/Pflegediagnosen
Medizinische Diagnosen: chron. Niereninsuffizienz Stadium III; Inkontinenz; DM Typ II
Pflegediagnosen: Komfort beeinträchtigt
Status und aktueller Krankheitsverlauf

Frau Springer, 44, wurde gestern in der nephrologischen Abteilung des Universitätsklinikums aufgenommen. Die Anamnese ergab, dass sie seit über 15 Jahren einen Diabetes mellitus Typ 2 hat, den sie jedoch trotz ausführlicher Aufklärung durch den Hausarzt nie so richtig ernst genommen hat. In der Klinik bestätigt sich jedoch der Verdacht einer fortschreitenden Verschlechterung. Folgende Parameter werden erhoben: Größe 1,65 m, Gewicht 60 kg, Blutdruck 165/95 mmHg, Puls 104 Schläge/min, BZ 202 mg/dl, HbA1c 8,8 %. Besonders der Anstieg harnpflichtiger Substanzen sowie die Filtrationsrate der Nieren waren besorgniserregend. Eine zeitnahe Hämodialyse schien unausweichlich.

In letzter Zeit hat Frau Springer sich häufig müde und schlapp gefühlt. Ein quälender Juckreiz, der seit Wochen einfach nicht weggehen will, macht ihr zu schaffen. Auch bemerkte sie, dass ständig unkontrolliert Harn abging.

Als sie dann nach Wochen schließlich zum Arzt ging, diagnostizierte dieser eine diabetische Nephropathie mit Verdacht auf eine terminale Niereninsuffizienz und veranlasste sofort die stationäre Einweisung. Frau Springer war schockiert, mit so etwas hatte sie wirklich nicht gerechnet.

Körperliche Veränderungen hat sie bisher weitgehend ignoriert und beim Arzt war sie seit Jahren nicht mehr. „Für sowas habe ich keine Zeit, schließlich bin ich voll berufstätig." Zwar hat sie die ärztlich verordneten oralen Antidiabetika regelmäßig eingenommen, aber Blutzuckerkontrollen hielt sie für überflüssig. Da sie tagsüber als Handelsangestellte häufig lange stehen muss, hat sie sich über ihre geschwollenen Beine und die 10 kg, die sie in den letzten Jahren zugenommen hat, keine Gedanken gemacht.

Mit ihrem Mann bewohnt sie einen Bungalow in Seenähe. Der erwachsene Sohn lebt im Ausland und kommt zweimal im Jahr zu Besuch.

Frau Springer wendet sich im Zuge der stationären Behandlung an Sie. Sie hat eine ärztliche Aufklärung bekommen und ist noch immer sehr verunsichert. In ihrem Kopf schwirren noch immer sehr viele Fragen. Sie weiß nicht, wie sie mit all diesen neuen Informationen umgehen soll und was das alles für sie und das Leben mit ihrem Mann, mit ihrer Familie, bedeutet.

Frau Springer fühlt sich, als hätte man ihr den Boden unter den Füßen weggerissen. Sie ist fassungslos und allein der Gedanke daran, dass sie jetzt plötzlich „chronisch krank" ist, treibt ihr die Tränen in die Augen.

„Ich kann doch meinen Mann nicht allein lassen. Und jetzt muss auch noch sofort mit der Dialysetherapie begonnen werden, das geht mir alles viel zu schnell. Der Arzt hat irgendwas von einem Dialysekatheter gesprochen oder Shunt ... Was ist das eigentlich? Er war ja sehr nett. Aber verstanden habe ich nichts. Ich habe solche Angst."

Ihre Aufgabe ist es nun, im Sinne der Familien- und Patientenedukation einzuschätzen, ob eine Schulung, ein Beratungs- oder ein Informationsgespräch geplant werden soll. Begründen Sie Ihre Entscheidung und bereiten Sie die edukative(n) Intervention(en) im Sinne einer konzeptgeleiteten Gesprächsführung auf Basis Ihrer Entscheidung vor.

5.1 Vorbereitung und Durchführung der Simulation

In einer Gruppe sind max. 15 Studierende. Bevor die Simulation startet, erfolgt im Rahmen der Lehrveranstaltung mit integriertem Simulationstraining eine gemeinsame Wiederholung der Methoden der Familien- und Patientenedukation (siehe Kapitel 1, Teil 3). Erst danach werden die Studierenden in Gruppen mit 5–6 Personen eingeteilt. Alle Gruppen erhalten eine Fallsituation zugeteilt und bekommen Zeitressourcen, um ausgehend vom Anlass in der beschriebenen Fallsituation Methoden der Familien- und Patientenedukation vorzubereiten. Erst dann wird eine Gruppe ausgelost, die das Simulationstraining zuerst durchführt. Die übrigen Gruppen mit ihren Mitgliedern bleiben in der Rolle von Beobachter:innen.

In der für die Simulation ausgewählten Gruppe können die Studierenden selbst entscheiden, wer von ihnen in der Beobachterrolle bleiben möchte und wer in die Simulationsrolle gehen möchte. Zwei Studierende dürfen in den Simulationsraum, um dort auf eine Schauspielpatientin zu treffen, die sie mit einer möglichst realen Fallsituation (siehe vorhergehende Szenarien) mit realen Reaktionen konfrontieren wird. Die Simulation ist insofern sehr realitätsnah, da die Schauspieler:innen sich zwar grundsätzlich an die vorgegebenen Rollen halten, jedoch jederzeit eine völlig unerwartete Reaktion zeigen können, auf die die Studierenden dann adäquat mit der entsprechenden Methode der Familien- und Patientenedukation reagieren müssen. Die Studierenden müssen situativ spontan und anlassbezogen entscheiden, ob ein Informationsgespräch, eine Mikroschulung oder eine Beratung anzuwenden ist.

5.2 Rolle der Beobachter:innen

Die Beobachter:innen erhalten die in den vorhergehenden Kapiteln aufgezeigten Qualitätskriterien für die Umsetzung eines Informationsgespräches (Kapitel 2.3), einer Mikroschulung (Kapitel 3.2) oder eines Beratungsgespräches/Motivational Interviewing (Kapitel 4.2). Sie müssen beobachten und auch erkennen, welche Methode gerade umgesetzt wird, und die professionelle Umsetzung dieser Methode dann anhand der Qualitätskriterien analysieren, um davon ausgehend den Kolleg:innen in der Simulation ein konstruktives Feedback geben zu können. Dieses Feedback wird dann im Rahmen des Debriefings eingebaut. Da dieses an der FH Kärnten speziell entwickelt und ausgebaut wurde, um den Anforderungen ideal entsprechen zu können, wird nachfolgend ausführlich darauf eingegangen.

5.3 Struktur und didaktische Verortung des Debriefings im Simulationssetting der FH Kärnten

Der Debriefingprozess stellt das zentrale Lernmoment in simulationsbasierten Lehr-Lern-Arrangements dar und wird an der Fachhochschule Kärnten als strukturierte Reflexions- und Rekonstruktionsphase gestaltet. Nach Abschluss des klinischen Szenarios im Rahmen der Simulation wechseln die aktiv beteiligten Studierenden in den Debriefingraum, wobei dieser räumliche Übergang zugleich als didaktisches Signal für den Rollenwechsel von der Handlung zur Reflexion fungiert.

Zu Beginn erfolgt eine affektive Entlastung sowie eine erste Selbstverortung der Teilnehmenden durch eine offene Einstiegsfrage, die auf die subjektive Wahrnehmung des Szenarios abzielt („Hat sich die Situation real angefühlt?" bzw. „Würden Sie eine vergleichbare Situation in der klinischen Praxis erwarten?"). Diese Einstiegssequenz dient der Förderung von Präsenz, Realitätsbezug und emotionaler Zugänglichkeit für anschließende Analyseprozesse.

Im weiteren Verlauf werden die Studierenden aufgefordert, eigenständig jene Schlüsselmomente und relevanten Aspekte zu benennen, die aus ihrer Sicht maßgeblich zum Gelingen oder zu Herausforderungen im Szenario beigetragen haben. Erst danach erfolgt die Einbindung der Beobachtungsgruppen aus dem Plenum, die ihre Wahrnehmungen anhand der Qualitätskriterien der einzelnen Methoden spiegeln und gezielt Feedback und Fragen an die handelnden Personen richten. Dieser sozial konstruierte Perspektivenwechsel unterstützt die Entwicklung metakognitiver Kompetenzen, indem nicht nur Handlungen, sondern vor allem Entscheidungsgrundlagen und klinische Überlegungen transparent gemacht werden.

Auch die Lehrenden bringen ihre Beobachtungen ein, allerdings nicht im Sinne autoritärer Bewertung, sondern auf Basis der Methode **Advocacy-Inquiry (A & I)** nach Rudolph et al. (2007). Diese didaktische Vorgehensweise verbindet fachliche Rückmeldung mit einer offen erkundenden Haltung und besteht aus zwei Schritten:

- **Advocacy (Standpunkt äußern):** Die Lehrperson formuliert eine präzise Beobachtung oder Einschätzung („Mir ist aufgefallen, dass Sie den Patient:innen keine gezielte Schmerzabfrage gestellt haben …").
- **Inquiry (Erkundung):** Darauf folgt eine offene Frage, die den zugrundeliegenden Denkprozess exploriert („… Was war Ihre Überlegung in diesem Moment?").

Durch diese Kombination wird vermieden, dass Feedback als Bewertung erlebt wird. Stattdessen entsteht ein dialogischer Raum, in dem Handlungsmotive rekonstruiert und alternative Handlungsoptionen exploriert werden können (Rudolph et al., 2017). Dies entspricht einem konstruktivistischen Lernverständnis, bei dem Reflexion nicht durch Belehrung, sondern durch kooperative Bedeutungsbildung erfolgt.

Den Abschluss des Debriefings bildet eine Konsolidierungsphase, in der zentrale Erkenntnisse zusammengeführt werden. Die Studierenden werden dabei explizit eingeladen, jene individuellen Lernaspekte zu formulieren, die sie für ihre zukünftige berufliche Praxis mitnehmen möchten. Fehlende und/oder noch nicht verinnerlichte Lerninhalte können noch einmal erläutert und thematisiert werden. Dadurch wird nicht nur ein kognitiver, sondern auch ein intentionaler Transferprozess angestoßen.

Insgesamt zeigt sich, dass das Debriefing an der FH Kärnten nicht ausschließlich der Fehleranalyse dient, sondern als **sozialer Reflexions- und Lernraum** verstanden wird, in dem klinisches Denken sichtbar gemacht und professionelles Handeln verhandelbar wird sowie individuelle wie kollektive Lernprozesse initiiert werden. Besonders bei einer komplexen Thematik wie der Vermittlung von Kompetenzen der Familien- und Patientenedukation ist dies von höchster Bedeutung.

Literaturverzeichnis für Teil 2 und 3

Abeln, B., & Love, R. (2019). Considerations for the Care of Transgender Individuals. The Nursing clinics of North America, 54(4), 551–559. https://doi.org/10.1016/j.cnur.2019.07.005

Aebersold, M., & Tschannen, D. (2019). Simulation-based learning: No longer a novelty in undergraduate education. The Online Journal of Issues in Nursing, 24(2).

Amelung, T. (2017). Policy Paper Gesundheit des Bundesverbandes Trans* Trans*-Gesundheitsversorgung: Forderungen an die medizinischen Instanzen und an die Politik [Policy Paper Gesundheit des Bundesverbandes Trans]. Online unter: https://www.bmfsfj.de/resource/blob/120620/0c5e19af792f13569e13407bf0bbf825/trans-gesundheitsversorgung-bv-trans-data.pdf (Letzter Zugriff: 12.11.2025).

Antonovsky, A. (1979). Health, stress, and coping. The Jossey-Bass social and behavioral science series. Jossey-Bass Publishers.

Baker, T., Roberts, M., & Smith, P. Cost and resource challenges in implementing simulation-based education in nursing. Journal of Nursing Education, 60(3), 147–153.

Banzhaf, T. (2023). Skills- und Simulationstraining in der Pflegeausbildung – Peter-Bruckmann-Schule. Online unter: https://www.pbs-hn.de/berufsfachschule/skills-und-simulationstraining-in-der-pflegeausbildung/ (Letzter Zugriff: 12.11.2025).

Benner, P. E. (2017). Stufen zur Pflegekompetenz: From novice to expert. 3., unveränderte Auflage. Hogrefe.

Bierhof, H.-W., & Frey, D. (Hrsg.) (2006). Handbuch der Sozialpsychologie und Kommunikationspsychologie. Hogrefe.

Brown, C., Davis, A., & Evans, L. (2022). Long-term impact of simulation training on nursing competencies. Nursing Education Perspectives, 43(2), 85–92.

Büker, C. (2021a). Hamburger Verständlichkeitsmodell. In: Schieron, M., Büker, C., & Zegelin, A. (Hrsg.). Wissenschaftlicher Beirat Programmbereich Pflege. Patientenedukation und Familienedukation in der Pflege: Praxishandbuch zur Information, Schulung und Beratung. Hogrefe Verlag. S. 79.

Büker, C. (2021b). Grundlagen der Informationsvermittlung. In: Schieron, M., Büker, C., & Zegelin, A. (Hrsg.). Wissenschaftlicher Beirat Programmbereich Pflege. Patientenedukation und Familienedukation in der Pflege: Praxishandbuch zur Information, Schulung und Beratung. Hogrefe Verlag. S. 88.

Büker, C. (2021c). Einzelschulung. In: Schieron, M., Büker, C., & Zegelin, A. (Hrsg.). Wissenschaftlicher Beirat Programmbereich Pflege. Patientenedukation und Familienedukation in der Pflege: Praxishandbuch zur Information, Schulung und Beratung. Hogrefe Verlag. S. 129–130.

Büker, C. (2021d). Mikroschulung. In: Schieron, M., Büker, C., & Zegelin, A. (Hrsg.). Wissenschaftlicher Beirat Programmbereich Pflege. Patientenedukation und Familienedukation in der Pflege: Praxishandbuch zur Information, Schulung und Beratung. Hogrefe Verlag. S. 130.

Dalferth, I. U. (2020). Die Phänomene des Verstehens und die Praxis des Interpretierens: Prolegmona zu einer theologischen Hermeneutik. In: Mauz, A., & Tietz, C. (Hrsg.). Hermeneutik und Interpretationstheorie: Bd. 1. Verstehen und Interpretieren: Zum Basisvokabular von Hermeneutik und Interpretationstheorie. Verlag Ferdinand Schöningh. S. 57–78.

Dean, M. A., Victor, E., & Guidry-Grimes, L. (2016). Inhospitable Healthcare Spaces: Why Diversity Training on LGBTQIA Issues Is Not Enough. Journal of Bioethical Inquiry, 13(4), 557–570. https://doi.org/10.1007/s11673-016-9738-9

Doenges, M. E., Moorhouse, M. F., & Murr, A. C. (2024). Pflegediagnosen und Pflegemaßnahmen. 7., vollständig überarbeitete und erweiterte Auflage. Hogrefe.

Dorothy, A. J., Herdman, T. H., Cassia Gengo, R. de, & Butcher, S. (2022). Klinische Entscheidungsfindung: Vom Assessment zur Diagnosestellung. In: Kamitsuru, S., Herdman, T. H., & Lopes, C. (Hrsg.). NANDA-I-Pflegediagnosen: Definitionen und Klassifikation 2021–2023. 3. Auflage. Recom. S. 126–147.

Eylmann, C. (2020). „Sich als Mann oder Frau fühlen". Pflegezeitschrift, 73(10), 40–43. https://doi.org/10.1007/s41906-020-0803-y

Foronda, C., Liu, S., & Bauman, E. B. (2012). Evaluation of Simulation in Undergraduate Nurse Education: An Integrative Review. Clinical Simulation in Nursing, 46, 96–108.

FRA – European Union Agency for Fundamental Rights (2015). A long way to go for LGBTI equality. Online unter: https://fra.europa.eu/sites/default/files/fra_uploads/fra-2020-lgbti-equality-1_en.pdf (Letzter Zugriff: 12.11.2015).

Gaiswinkler, S., Pfabigan, J., Pentz, R., Teufl, L., & Winkler, R. (2023). LGBTIQ+ Gesundheitsbericht 2022. Online unter: https://www.parlament.gv.at/dokument/XXVII/III/1035/imfname_1586339.pdf (Letzter Zugriff: 12.11.2025).

Gerhard, C. (2015). Praxiswissen Palliativmedizin: Konzepte für unterschiedlichste palliative Versorgungssituationen. Georg Thieme Verlag.

Gferer, A. (2023). Pflegepersonal erfolgreich binden: Handlungsfelder und Lösungsansätze für das Pflegemanagement. facultas.

Gibbs, G. (1988). Learning by Doing: A guide to teaching and learning methods. Further Education Unit. Oxford Polytechnic.

Gonzalez, J., Hernandez, P., & Martinez, R. (2019). Interdisciplinary learning through simulation in nursing education. Nurse Education Today, 79, 54–59.

Gordon, M. (2013). Pflegeassessment Notes. Pflegeassessment und klinische Entscheidungsfindung. Huber.

Gordon, M., & Bartholomeyczik, S. (2001). Pflegediagnosen: Theoretische Grundlagen. Urban und Fischer.

Grant, J. M., Mottet, L. A., Tanis, J., Herman, J. L., Harrison, J., & Keisling, M. (2010). National Transgender Discrimination Survey Report on health and health care. National Center for Transgender Equality.

Guerrero, J. G. (2019). Practice Rationale Care Model: The Art and Science of Clinical Reasoning, Decision Making and Judgment in the Nursing Process. Open Journal of Nursing, 09(02), 79–88. https://doi.org/10.4236/ojn.2019.92008

Güldenring, A., van Trotsenburg, M., & Flütsch, N. (2019). Queering Medicine – Dringlichkeit einer bedürfnisorientierten und evidenzbasierten Transgendergesundheitsversorgung. Journal für Klinische Endokrinologie und Stoffwechsel, 12(3), 84–94. https://doi.org/10.1007/s41969-019-00075-8

Gurtner, C., Spirig, R., Staudacher, D., & Huber, E. (2018). Patientenbezogene Komplexität in der Pflege – Kollektive Case Studies im Akutspital [Patient-related complexity in nursing care – Collective case studies in the acute care hospital]. Pflege, 31(5), 237–244. https://doi.org/10.1024/1012-5302/a000626

Güttler, P. O. (2003). Sozialpsychologie: Soziale Einstellungen, Vorurteile, Einstellungsänderungen. Oldenbourg Wissenschaftsverlag.

Hendricks, M. L., & Testa, R. J. (2012). A conceptual framework for clinical work with transgender and gender nonconforming clients: An adaptation of the Minority Stress Model. Professional Psychology: Research and Practice, 43(5), 460–467. https://doi.org/10.1037/a0029597

Himml, L.-M., & Kerres, A. (2021). Reflexionsfähigkeit stärken. PADUA, 16(1), 35–39.

Horak, M., & Haubitzer, S. (2024). Community Health Nurse. Handlungsfelder der Pflege im Kontext von Public Health. 2. Auflage. facultas.

Huber, E., Kleinknecht-Dolf, M., Kugler, C., & Spirig, R. (2020). „Man muss stets aufmerksam sein" [„One always has to be watchful": Categorisation of patient-related complexity of nursing care in acute care hospitals]. Pflege, 33(3), 143–152. https://doi.org/10.1024/1012-5302/a000738

Hummel-Gaatz, S., & Doll, A. (2007). Unterstützung, Beratung und Anleitung in gesundheits- und pflegerelevanten Fragen fachkundig gewährleisten: Themenbereich 3: Analyse und Vorschläge für den Unterricht. Elsevier, Urban und Fischer.

Hundenborn, G. (2016). Fallorientierte Didaktik in der Pflege: Grundlagen und Beispiele für Ausbildung und Prüfung. Print-on-Demand Ausgabe der 1. Auflage. Elsevier, Urban und Fischer.

Hurrelmann, K. (Hrsg.) (2014). Lehrbuch Prävention und Gesundheitsförderung. 4., vollst. überarb. Auflage. Huber.

Hurrelmann, K., Klotz, T., & Haisch, J. (2014). Krankheitsprävention und Gesundheitsförderung. In: Hurrelmann, K. (Hrsg.). Lehrbuch Prävention und Gesundheitsförderung. 4., vollst. überarb. Auflage. Huber. S. 13–24.

ICN – International Council of Nurses. (2021). Der ICN-Ethikkodex für Pflegefachpersonen: überarbeitet 2021. Online unter: https://oegkv.at/site/assets/files/10525/icn-ethik-kodex_broschuere_12-2021_fuer_web.pdf (Letzter Zugriff: 12.11.2025).

Jähne, A., & Schulz, C. (2018). Grundlagen der motivierenden Gesprächsführung. Für Beratung, Therapie und Coaching. Junfermann.

Jones, D. A., Herman, H., de Cassia Gengo, R., & Butcher, S. (2022). Klinische Entscheidungsfindung: Vom Assessment zur Diagnosestellung. In: In: Kamitsuru, S., Herdman, T. H., & Lopes, C. (Hrsg.). NANDA-I-Pflegediagnosen: Definitionen und Klassifikation 2021–2023. 3. Auflage. Recom. S. 126–147.

Jung, M. (2018). Hermeneutik zur Einführung. 5., unveränderte Auflage. Zur Einführung: Bd. 408. Junius.

Juraszovich, B., Rappold, E., & Gyimesi, M. (2023). Pflegepersonalprognose. Update bis 2050. Aktualisierung der Pflegepersonalbedarfsprognose 2023. Ergebnisbericht. Gesundheit Österreich.

Kamitsuru, S., Herdman, T. H., & Lopes, C. (Hrsg.). (2022). NANDA-I-Pflegediagnosen: Definitionen und Klassifikation 2021–2023. 3. Auflage. Recom.

Kim, S., Park, J., & Lee, H. (2019). The impact of simulation-based learning on nursing students' critical thinking. Nurse Education Today, 76, 1–6.

Kirnbauer, M. (2019). Geschlechtsinkongruenz in Österreich: Eine Schätzung der Größenordnung des Phänomens durch Daten aus der Literatur, in Österreich durchgeführten geschlechtsanpassenden Operationen und verordneter hormoneller Therapie. Online unter: https://www.sozialversicherung.at/cdscontent/?contentid=10007.846845&portal=svportal (Letzter Zugriff: 12.11.2025).

Klein, A., & Zick, A. (2003). Toleranz versus Vorurteil? Eine empirische Analyse zum Verhältnis von Toleranz und Vorurteil. Kölner Zeitschrift für Soziologie und Sozialpsychologie, 65, 277–300.

Klemperer, D. (2020). Sozialmedizin – Public Health – Gesundheitswissenschaften: Lehrbuch für Gesundheits- und Sozialberufe. 4., überarbeitete und erweiterte Auflage. Hogrefe.

Lateef, F. (2010). Simulation-based learning: Just like the real thing. Journal of Emergencies, Trauma and Shock, 13(1), 1–5.

Liaw, S. Y., O'Brien, A., Hsieh, Y. L., & Chan, S. (2020). Effects of patient simulation on nurses' clinical performance: A systematic review. Nurse Education Today, 84, 104–215.

Lindroth, M. (2016). 'Competent persons who can treat you with competence, as simple as that' – an interview study with transgender people on their experiences of meeting health care professionals. Journal of clinical nursing, 25(23–24), 3511–3521. https://doi.org/10.1111/jocn.13384

Loos, F., Köhler, A., Eyssel, J., & Nieder, T. (2016). Subjektive Indikatoren des Behandlungserfolges und Diskriminierungserfahrungen in der trans* Gesundheitsversorgung. Qualitative Ergebnisse einer Online-Befragung. Zeitschrift für Sexualforschung, 29(03), 205–223. https://doi.org/10.1055/s-0042-114866

Lunney, M. (2007). Arbeitsbuch Pflegediagnostik. Pflegerische Entscheidungsfindung, kritisches Denken und diagnostischer Prozess – Fallstudien und Fallanalysen. Huber.

Mauz, A., & Tietz, C. (Hrsg.). (2020). Hermeneutik und Interpretationstheorie: Bd. 1. Verstehen und Interpretieren: Zum Basisvokabular von Hermeneutik und Interpretationstheorie. Verlag Ferdinand Schöningh.

Mayer, H. (2023). Professionelle Pflege als soziales Handeln in komplexen Systemen [Über die Notwendigkeit eines guten theoretischen Fundaments zur Wirkungsweise pflegerischen Handelns]. Pflege, 36(2), 65–66. https://doi.org/10.1024/1012-5302/a000934

Miller, W. R., & Rollnick, S. (2015). Motivierende Gesprächsführung: Motivational Interviewing. 3., deutsche Auflage. Lambertus.

Monteverde, S. (Hrsg.) (2020). Pflegepraxis. Handbuch Pflegeethik: Ethisch denken und handeln in den Praxisfeldern der Pflege. 2., erweiterte und überarbeitete Auflage. Verlag W. Kohlhammer. https://doi.org/10.17433/978-3-17-035925-3

Motola, I., Devine, L. A., Chung, H. S., Sullivan, J. E., & Issenberg, S. B. (2013). Simulation in healthcare education: A best evidence practical guide. AMEE Guide No. 82. Medical Teacher, 35(10), e1511–e1530.

Moyer, A. M., Reale, M., Heinlein, C. et al. (2019). Simulation to improve communication in nursing: Evidence from literature. Nurse Education Today, 83, 104–187.

Müller Staub, M., & Georg, J. (2017). Entwicklung von Klassifikation – historischer Rückblick. In: Müller Staub, M., Schalek, K., & König, P. (Hrsg.). Pflegeklassifikationen: Anwendung in Praxis, Bildung und elektronischer Pflegedokumentation. Hogrefe. S. 23–34.

Müller Staub, M., Schalek, K. & König, P. (Hrsg.) (2017). Pflegeklassifikationen: Anwendung in Praxis, Bildung und elektronischer Pflegedokumentation. Hogrefe.

Müller Staub, M., Needham, I., Lunney, M., Odenbreit, M., Lavin, M. A., & van Achterberg, T. (2008). Qualität von Pflegediagnosen, -interventionen und -ergebnissen: Kriterien und Operationalisierung des Messinstruments Q-DIO [Quality of nursing diagnoses, interventions and outcomes: criteria and operationalization of the measurement instrument Q-DIO]. Pflege, 21(5), 327–338. https://doi.org/10.1024/1012-5302.21.5.327

Müller Staub, M., & Stuker-Studer, U. (2006). Klinische Entscheidungsfindung: Förderung des kritischen Denkens im pflegediagnostischen Prozess durch Fallbesprechungen [Clinical decision making: Fostering critical thinking in the nursing diagnostic process through case studies]. Pflege, 19(5), 281–286. https://doi.org/10.1024/1012-5302.19.5.281

Nadal, K. (2017). That's so gay! Microaggressions and the lesbian, gay, bisexual, and transgender community. American Psychological Association.

NANDA International (2025). Pflegediagnosen. Definitionen und Klassifikation. 2024–2026. Thieme RECOM.

Nestel, D., & Bearman, M. (Hrsg.) (2015). Simulated patient methodology: Theory, evidence, and practice. Wiley Blackwell.

Netzwerk Patienten- und Familienedukation in der Pflege e. V. (2023a). Modell der Salutogenese. Online unter: https://patientenedukation.de/themen/theoretische-konzepte (Letzter Zugriff: 12.11.2025).

Netzwerk Patienten- und Familienedukation in der Pflege e. V. (2023b). Gesprächsleitfäden. Online unter: https://patientenedukation.de/materialien/gespraechsleitfaeden (Letzter Zugriff: 12.11.2025).

Netzwerk Patienten- und Familienedukation in der Pflege e. V. (2023c). Broschürenbewertung. Online unter: https://patientenedukation.de/materialien/broschuerenbewertung (Letzter Zugriff: 12.11.2025).

O'Connor, T., King, L., & Malone, K. (2020). Enhancing communication and teamwork skills through simulation in nursing education. Journal of clinical nursing, 29(15–16), 3042–3051.

Olbrich, C. (2018). Pflegekompetenz. 3., überarbeitete und ergänzte Auflage. Hogrefe.

Otten, S. (2006). Vorurteil. In: Bierhof, H.-W., & Frey, D. (Hrsg.). Handbuch der Sozialpsychologie und Kommunikationspsychologie. Hogrefe. S. 437–443.

Parlament Österreich (2023). LGBTIQ: Diskriminierung belastet Gesundheit. Betroffene berichten von alltäglichen Herabwürdigungen wegen sexueller Orientierung. Parlamentskorrespondenz Nr. 1142 vom 07.11.2023. Online unter: https://www.parlament.gv.at/aktuelles/pk/jahr_2023/pk1142#XXVII_III_01035 (Letzter Zugriff: 12.11.2025).

Patel, R., Shah, N., & Desai, M. (2021). Virtual reality in nursing education: A transformative approach. Nursing Management, 28(6), 24–30.

Queer Lexikon e. V. (25. Februar 2020). Glossar. Online unter: https://queer-lexikon.net/glossar/ (Letzter Zugriff: 10.12.2025).

Rauchfleisch, U. (2009). Transsexualität – Transidentität: Begutachtung, Begleitung, Therapie. 2. Auflage. Vandenhoeck & Ruprecht.

Reisner, S. L., Poteat, T., Keatley, J., Cabral, M., Mothopeng, T., Dunham, E., Holland, C. E., Max, R., & Baral, S. D. (2016). Global health burden and needs of transgender populations: a review. Lancet, 388(10042), 412–436. https://doi.org/10.1016/S0140-6736(16)00684-X

Roddewig, M. (2018). Kollegiale Beratung für Gesundheitsberufe: Ein Anleitungsprogramm. Mabuse-Verlag.

Rosen, K. R., McBride, J. M., Drake, R. L., & Ziv, A. (4). Simulation in medical education. Medical Teacher, 40, 345–350.

Schieron, M., Büker, C., & Zegelin, A. (Hrsg.) (2021). Patientenedukation und Familienedukation in der Pflege: Praxishandbuch zur Information, Schulung und Beratung. Hogrefe Verlag.

Schrems, B. (2018). Verstehende Pflegediagnostik: Grundlagen zum angemessenen Pflegehandeln. 2., überarbeitete und erweiterte Auflage. facultas.

Schrems, B. (2019). Fallarbeit in der Pflege: Grundlagen, Formen und Anwendungsbereiche. facultas.

Schrems, B. (2021). Der Prozess des Diagnostizierens in der Pflege. facultas.

Schrems, B. (2022). Fallarbeit in der Pflege: Grundlagen, Formen, Anwendungsbereiche. 4., überarbeitete Auflage. facultas.

Segmüller, T. (Hrsg.) (2017). Beraten, informieren und schulen in der Pflege: Ein Rückblick auf 20 Jahre Entwicklung. 2. Auflage. Mabuse.

Shinnick, M. A., Woo, M. A., & Evangelista, L. S. (2011). Debriefing: The Most Important Component in Simulation? Clinical Simulation in Nursing, 7(3), e1.

Shires, D. A., & Jaffee, K. (2015). Factors Associated with Health Care Discrimination Experiences among a National Sample of Female-to-Male Transgender Individuals. Health & Social Work, 40(2), 134–141. https://doi.org/10.1093/hsw/hlv025

Smith, J., Watson, R., & Jones, E. (2020). Reducing anxiety and stress in nursing students through simulation. Journal of Advanced Nursing, 76(10), 2612–2621.

Steinacker, A. C. (2022). Simulationsszenarien für Aus- und Weiterbildung in der Pflege: Mit ausgearbeiteten Szenarien für die praktische Umsetzung. Springer.

Steinkamp, N. (2020). Methoden ethischer Fallbesprechungen im Pflegealltag. In: Monteverde, S. (Hrsg.). Pflegepraxis. Handbuch Pflegeethik: Ethisch denken und handeln in den Praxisfeldern der Pflege. 2., erweiterte und überarbeitete Auflage. Kohlhammer. S. 303–314.

St. Pierre, M., & Breuer, G. (2018). Simulation in der Medizin. Springer.

Tannenbaum, S. I., & Cerasoli, C. P. (2013). Do team and individual debriefs enhance performance? A meta-analysis. Human Factors, 55(1), 231–245.

The University of Edinburgh (2024). Gibbs' Reflective Cycle. Online unter: https://www.ed.ac.uk/reflection/reflectors-toolkit/reflecting-on-experience/gibbs-reflective-cycle (Letzter Zugriff: 12.11.2025).

Thüler, B., & Walther, T. (2019). Motivierende Gesprächsführung: Leitfaden für berufliche Gesprächssituationen. Schriftenreihe Praxiswissen. hep der bildungsverlag.

Tietze, K.-O. (2010). Kollegiale Beratung: Problemlösungen gemeinsam entwickeln. 4. Auflage. rororo-Sachbuch: Miteinander reden: Praxis: Bd. 61544. Rowohlt Taschenbuch Verlag.

Transgender Team Austria (o. D.). Transambulanzen | Hormone. Online unter: https://transgender-team.at/infos/transambulanzen/ (Letzter Zugriff: 12.11.2025).

van Trotsenburg, M. (2019). Aktuelle Dilemmata der Transgendermedizin. Journal für Klinische Endokrinologie und Stoffwechsel, 12(3), 95–101. https://doi.org/10.1007/s41969-019-00077-6

VIFSG (o. D.). Skills-Lab-Konzept – VIFSG. Online unter: https://www.vifsg.de/unsere-themen/skills-lab-konzept/ (Letzter Zugriff: 12.11.2025).

Weigl, T., & Mikutta, J. (2019). Motivierende Gesprächsführung. Springer.

White Hughto, J. M., Reisner, S. L., & Pachankis, J. E. (2015). Transgender stigma and health: A critical review of stigma determinants, mechanisms, and interventions. Social science & medicine (1982), 147, 222–231. https://doi.org/10.1016/j.socscimed.2015.11.010

WHO (1978). Declaration of Alma-Ata. Online unter: https://www.globalfamilydoctor.com/site/DefaultSite/filesystem/documents/starfield/declaration_almaata.pdf (Letzter Zugriff: 15.12.2025).

WHO (1986). Ottawa Charter for Health Promotion. Online unter: https://iris.who.int/server/api/core/bitstreams/a34c4f31-f35b-45a4-ad8f-9c1f7c169232/content (Letzter Zugriff: 15.12.2025).

WHO (2000). The family health nurse: context, conceptual framework and curriculum. Online unter: https://iris.who.int/server/api/core/bitstreams/fd046b8a-4594-429d-8ebe-0bdfc7b60831/content (Letzter Zugriff: 15.12.2025).

WHO (2019). ICD 10 Codex. Online unter: https://icd.who.int/browse10/2019/en#/I (Letzter Zugriff: 12.11.2025).

WHO (Hrsg.) (2024). Frequently Asked Questions (FAQ). WHO development of a guideline on the health of trans and gender diverse people. Online unter: https://cdn.who.int/media/docs/default-source/hq-hiv-hepatitis-and-stis-library/tgd_faq_16012024.pdf?sfvrsn=79eaf57f_1 (Letzter Zugriff: 12.11.2025).

Wilkinson, J. M. (2012). Das Pflegeprozess-Lehrbuch. Huber.

Wilson, C., Walker, R., & Thompson, J. (2020). Ensuring realism in nursing simulations: Challenges and strategies. Nurse Education in Practice, 42, 102694.

Wirtz, M. A. (2019). Dorsch Lexikon der Psychologie. Reaktion. Online unter: https://dorsch.hogrefe.com/stichwort/reaktion (Letzter Zugriff: 12.11.2025).

Wright, L. M., Leahey, M., Shajani, Z., & Snell, D. (2021). Familienzentrierte Pflege: Lehrbuch für Familien-Assessment und Interventionen. 3., vollständig überarbeitete und erweiterte Auflage. Hogrefe.

Zhu, F. F., Wu, L. R., & Liu, C. J. (2022). High-fidelity simulation in nursing education: A meta-analysis. Journal of Nursing Scholarship, 53(2), 224–232.

Nachwort

Simulationstraining zeigt sich aus der Erfahrung der Verfasser:innen gerade in der komplexen Thematik der präzisen Familien- und Patientenedukation sowie der Umsetzung ihrer Methoden als wirksames und effizientes Instrument für den Kompetenzaufbau für Studierende und auch für Kolleg:innen in der Praxis.

Kenntnis der theoretischen Fundierung sollte bei den Lehrpersonen umfassend gegeben sein, um Studierende mit den beschriebenen Methoden bestmöglich in einen effizienten Reflexions-, Bewältigungs- und Lernprozess begleiten zu können. Ein kontinuierlicher Lernprozess ist jedoch beim Einsatz dieser neuen didaktischen Methode nicht nur für die Studierenden und Kolleg:innen aus der Praxis gegeben, sondern auch für die durchführenden Lehrpersonen. Jedes Simulationstraining bringt neue Erkenntnisse sowie eine vertiefende Auseinandersetzung mit der Thematik.

Dieses Buch soll durch die Fundierung der Themenbereiche und die Beispiele einen Beitrag zur praktischen Umsetzung leisten, damit das Erlernen von präziser Diagnostik und den Methoden der Familien- und Patientenedukation im Simulationstraining als neue didaktische Methode für den Kompetenzaufbau in Lehre und Praxis gelingt und immer öfter zur Anwendung kommt.